AF398150

LETTRES D'AUGUSTE COMTE

AU DOCTEUR ROBINET,

son médecin et l'un de ses exécuteurs testamentaires

et à sa famille

PRÉCÉDÉES

d'une notice sur la vie positiviste du Dr. Robinet

et SUIVIES

de renseignements complémentaires sur la maladie

et la mort d'Auguste Comte

par Emile CORRA,

Président de la Société positiviste internationale

PARIS
SOCIÉTÉ POSITIVISTE INTERNATIONALE
54, RUE DE SEINE, 54
1926

AVERTISSEMENT

Les lettres, insérées dans ce volume, m'ont été confiés par Mme. Dubuisson, fille du docteur Robinet. Après sa mort, en août 1920, ce dépôt fut gracieusement ratifié par ses fils, MM. Georges et Paul Dubuisson, qui m'ont, en outre, laissé la faculté d'en disposer librement, dans l'intérêt de l'histoire du Positivisme. Le défaut de ressources financières m'a, seul, empêché de le faire jusqu'ici. Cet obstacle vient heureusement d'être surmonté, grâce à la libéralité de mon distingué confrère M. Germano Medeiros, de São Paulo, qui a généreusement pris à sa charge les frais de la présente publication et en a fait don au Fonds typographique.

Tous les positivistes, j'en suis sûr, lui en seront, comme moi, très reconnaissants.

Toutefois, contrairement à mon désir, ce livre n'est pas complet. Il ne contient pas les lettres du docteur Robinet auxquelles celles d'Auguste Comte répondent, parce que les détenteurs actuels des archives historiques renfermées dans l'appartement d'Auguste Comte, 10, rue Monsieur-le-Prince, à Paris, m'en ont arbitrairement refusé la communication. Mais cette lacune regrettable, dont je décline la responsabilité, ne diminue pas l'intérêt majeur des documents que ce volume met au jour.

Emile CORRA

PREMIÈRE PARTIE

LE DOCTEUR ROBINET

Le docteur Robinet, à qui les lettres inédites dont la publication est l'objet essentiel de cet ouvrage furent adressées par Auguste Comte, naquit à Vic-sur-Seille (Meurthe), en Lorraine française, le 24 avril 1825.

Il commença ses études juvéniles dans un collège ecclésiastique de Vic, les poursuivit au lycée de Nancy et les termina, en qualité d'étudiant en médecine, à Strasbourg, puis à Paris, où il vint en 1847. Dans cette dernière ville, où il fut blessé, en prenant part, les armes à la main, au renversement de la royauté, le Positivisme lui fut révélé: d'abord, sous la forme philosophique, par le docteur Segond, l'un des premiers disciples d'Auguste Comte, professeur agrégé à la Faculté de médecine; ensuite, sous sa forme politique et religieuse, par Auguste Comte lui-même, dont il suivit assidûment les cours publics, à dater de 1848, et dont il lut, dès lors, avec avidité, les nouvelles œuvres, aussitôt qu'elles parurent.

Ces lectures provoquèrent chez lui un ardent enthousiasme, qui ne devait jamais s'attiédir et qui lui inspira le vif désir d'entrer en contact personnel avec Auguste Comte. Le Dr. Segond lui procura les moyens d'exaucer ce désir.

Le 6 août 1851, il fut admis au nombre des membres de la Société positiviste, où son entrée fut spécialement saluée par Auguste Comte, dans ce passage d'une lettre à Pierre Laffitte du 24 Dante 63 (8 août 1851). (1)

> " Notre societé s'est enrichie avant-hier d'un
> " nouveau membre fort intéressant. C'est un jeune
> " médecin de vingt-six ans, M. Robinet, déjà ma-
> " rié depuis trois ans et père de deux enfants. Il
> " nous vient de M. Segond, qui vous en avait peut-
> " être parlé. Son mariage précoce m'a paru con-
> " stituer une exception assez motivée, très honora-
> " ble pour son cœur, au niveau duquel l'esprit s'é-
> " lévera bientôt. J'ai eu l'avantage de fournir im-
> " médiatement à ce digne disciple d'éminentes
> " consolations religieuses au sujet d'une digne
> " mère qu'il va perdre et dont je lui ai aussitôt
> " recommandé le culte subjectif. " (2)

Le docteur Robinet adhéra complètement, en effet, à la plupart des innovations religieuses préconisées par Auguste Comte, spécialement à la conception théorique et pratique des sacrements positivistes.

Le 25 décembre 1851, par exemple, ce dernier procédait simultanément, sur sa demande, à la consécration positiviste du mariage qu'il avait contracté en 1848 et de la présentation de son second enfant, Virginie Robinet (future Mme. Antoine).

Je n'ai pas retrouvé le texte authentique de l'acte de mariage; mais voici, écrit sur vélin, de la main d'Auguste Comte, celui de la présentation:

> " Aujourd'hui, dans mon domicile (10, rue
> " Monsieur-le-Prince) Clotilde Sophie Virginie
> " Robinet, née à Paris, le 12 mars 1851,

---

(1) In Correspondance inédite, deuxième série, p. 118, Paris, 1903.

(2) Voir dans la seconde partie de cette brochure, la lettre du 7 Gutenberg 63.

" conduite par sa mère et son père, tous deux
" positivistes,
  " actuellement domiciliés à Paris, 5, rue de la
" Sorbonne,
  " et devenue ainsi la fille spirituelle de Mme.
" Sophie Martin et de M. Auguste Segond, pareil-
" lement positivistes, domiciliés à Paris,
  " a reçu de moi, au nom de l'Humanité, devant
" ces quatre parents et 28 de nos coreligionnaires
" des deux sexes, le sacrement de la Présentation,
" premier sacrement social. "

Paris, le 23 Bichat 63 (jeudi 26 décembre 1851.)

Auguste COMTE,
Prêtre de l'Humanité.

"Les deux couples de parents signent avec moi
" cette attestation :

Marie Robinet. Pour Sophie Martin (*écrit de la
main d'Auguste Comte*)
Robinet.

Segond.

Peu de temps après, le docteur Robinet fit à sa mère malade des lectures positivistes; il la convertit à ses idées et ce fait suggérait à Auguste Comte la lettre exceptionnelle par laquelle il a mis en pratique sa conception du sacrement de la Transformation. (1)

Plus tard, Gabriel Robinet, premier fruit de l'union conjugale du docteur Robinet, fut, à l'âge de sept ans, conduit par sa mère à Auguste Comte, qui lui remit un autographe ainsi conçu :

RELIGION DE L'HUMANITÉ

L'amour pour principe et l'ordre pour base, le progrès pour but ;

---

(1) Voir **infra**, lettre du 8 Homère 64.

L'amour cherche l'ordre et pousse au progrès;
Le progrès développe l'ordre et ramène à l'amour.

Paris, le jeudi 17 Archimède 68
10 avril 1856

Les jeune Gabriel Robinet, venant d'accomplir sa septième année, il doit déjà se préparer à recevoir, à quatorze ans, le sacrement de l'Initiation, qui solennisera sa participation directe et volontaire à la religion universelle. Pour cela, l'Humanité lui prescrit de développer, par le culte et la conduite, les sentiments d'attachement, de reconnaissance et de vénération que méritent son père et sa mère, pendant qu'il suivra sous leur direction, avec zèle et persévérance, les études de poésie, de musique et de dessin propres à son âge. Afin de faciliter cette préparation, il doit terminer chacune de ses trois prières quotidiennes en répétant à genoux, à haute voix, après avoir fait le signe sacré, la sentence suivante, que ses parents lui représenteront comme le résumé du Positivisme: **La soumission est la base du perfectionnement.**

Le grand prêtre de l'Humanité:

Auguste COMTE,
10, rue Monsieur-le-Prince.

D'autre manière, le docteur Robinet manifesta son enthusiasme pour les travaux d'Auguste Comte et son dévoûment envers sa personne, en lui offrant, en 1852, de garantir, comme l'éditeur paraissait vouloir l'exiger, les frais d'impression du **Catéchisme positiviste**. Cette offre fut finalement superflue; mais Auguste Comte n'en fut pas moins reconnaissant à son auteur. (1)

---

(1) V. lettre à Pierre Laffitte, du 27 Gutenberg 64, **in respondance inédite, 2.ᵉ série, p. 147.**

Enfin, en dehors de ces rapports directs, le docteur Robinet écrivit fréquemment à Auguste Comte pour lui manifester ses soucis personnels et ses sentiments. Cette correspondance fut l'origine des réponses d'Auguste Comte qu'on trouvera plus loin.

En la lisant, on est frappé par la sympathie et par la sorte d'affection paternelle qu'Auguste Comte éprouva pour le docteur Robinet.

Certes, de tels sentiments le guidèrent, en 1855, dans la désignation de ses treize exécuteurs testamentaires, puisqu'il les choisit "après quinze mois d'examen secret, comme étant plus sympathiques, plus synthétiques et plus synergiques, en un mot, plus religieux que les autres" (2) ; mais ils déterminèrent particulièrement son choix du docteur Robinet, car il écrivit, au paragraphe F (in fine) de son **Testament**: "La nature éminemment sympathique et synthétique de MM. Robinet et Bazalgette me semble aussi les appeler au sacerdoce de l'Humanité, malgré les lacunes actuelles de leur préparation encyclopédique. Vu leur excellence morale, je n'hésiterais point, s'ils me le demandaient, à les dispenser de la thèse mathématique, et même des trois suivantes, rien ne pouvant, à mes yeux, exempter des trois dernières. "

Enfin, bien qu'il eût pour disciples beaucoup d'autres médecins, c'est au docteur Robinet seul qu'Auguste Comte demanda conseil dans le cours de la maladie qui l'emporta : "Il est le seul où je puisse maintenant placer ma pleine confiance, parce qu'il m'aime et me com-

------

(2) V. lettre à Papot du jeudi 10 Moïse 68 in Correspondance inédite, première série, p. 190.

prend", disait-il, (1) et c'est encore son assistance qu'il réclama à ses derniers moments, comme en témoigne le télégramme, dont le texte suit, de la matinée du 5 septembre 1857 :

" Monsieur Robinet, médecin,
　　　　　　　La Ferté-sous-Jouarre
" Monsieur Comte vous demande ; il est très mal.
　　　　　　　Longchampt. "

A sa grande désolation, le docteur Robinet n'arriva que pour assister à l'agonie d'Auguste Comte.

* * *

Aux obsèques d'Auguste Comte, le 8 septembre 1857, le docteur Robinet, qui tenait l'un des cordons du char funèbre, fut chargé par les exécuteurs testamentaires, présents à Paris, d'exprimer, sur la tombe, la douleur de ses disciples : il en fut de même à la cérémonie commémorative qui eut lieu, le troisième dimanche après la mort du Maître, le 27 septembre 1857 (2).

Il fit ensuite partie du "Comité positiviste" qui choisit Pierre Laffitte pour Président et qui, selon les termes employés par ce dernier dans la neuvième circulaire adressée, le 30 octobre 1857, à chaque coopérateur du libre subside (p. 3), se constitua "de manière à former le noyau central autour duquel se rallieront les membres épars de la famille positiviste ".

---

(1) Lettre au Dr. Audiffrent du 3 Dante 69, in **Lettres d'Auguste Comte à divers** publiées par ses Exécuteurs testamentaires, I, 1ère partie, p. 417.
(2) Le texte de ces deux discours se trouve dans la notice du Dr. Robinet sur l'œuvre et la vie d'Auguste Comte.

Le docteur Robinet fit donc partie de cette petite phalange d'apôtres intrépides, enthousiastes et désintéressés, qui recueillirent pieusement l'héritage d'Auguste Comte, que Stuart Mill appelait inintelligemment des "stupides" et qui sauvèrent l'organisation naissante de la religion de l'Humanité de la ruine et des ténèbres.

Personnellement, il entreprit sans délai de contribuer à l'éclat de cette religion, en rassemblant tous les matériaux nécessaires à la connaissance précise de sa nature et de l'existence de son immortel fondateur.

Dès 1860, il publia son importante **Notice sur l'œuvre et la vie d'Auguste Comte**, qui fut rééditée em 1864, puis en 1891, augmentée, en dernier lieu, de pièces justificatives et entièrement refondue quant à la partie doctrinale "d'après des conversations répétées et une correspondance très active" avec Pierre Laffitte et le Dr. Audiffrent.

Ce livre, qui constitue à la fois un exposé dogmatique, une apologie, une réfutation des calomnies ou des critiques et une biographie, eut donc un grande nombre de lecteurs; il servit très efficacement à la diffusion du Positivisme et lui attira des adeptes.

En 1860 encore, le docteur Robinet vint s'établir à Paris et il accepta la fonction de trésorier du subside et du Fonds typographique, qu'il remplit avec dévoûment jusqu'en 1890.

Ces fonctions le mirent en rapports personnels avec tous les positivistes français et étrangers, pour lesquels sa demeure devint un centre de ralliement confraternel.

Dans son prosélytisme incessant et fructueux qui, à la Ferté-sous-Jouarre déjà, lui avait permis de constituer une petite colonie positiviste, grâce à la conversion de quelques hommes distingués, le docteur Robinet fut très efficacement secondé par son éminente et digne compagne, qu'Auguste Comte tenait en particulière estime (1). Elle créa le premier salon positiviste et, par sa sociabilité, son intelligence, son civisme, exerça, quoique discrètement, une influence sociale considérable (2).

En parfaite communion d'idées et de sentiments avec son mari, Mme. Robinet fournit, en outre, la preuve expérimentale de la supériorité de l'éducation positiviste, en élevant elle-même ses enfants, à l'exclusion de toute méthode théologique, de telle sorte que Gabriel Robinet, Mme. Antoine, Mme. Dubuisson, son fils et ses filles, furent aussi distingués par le cœur et l'esprit que par le caractère et la fermeté de leurs convictions positivistes.

Quant à l'action publique du docteur Robinet, elle fut à la fois politique et philosophique.

Il était animé d'une véritable passion civique et, tout en exerçant son ministère médical avec une rare abnégation, il consacra sa vie au service des idées républicaines et positivistes.

Il fut l'âme du parti républicain, dans de VI.ᵉ arrondissement de Paris, sous l'Empire et jusqu'à la constitution définitive de la République; il fut maire de cet arrondissement pendant le siège de 1870; il fit ensuite de courageux efforts pour conjurer l'explosion de la Commune, en 1871, et pour limiter la durée de la guer-

---

(1) Voir **infra**, lettre du 14 Saint-Paul 66 et **Testament**, p. 18.

(2) V. **Revue Occidentale**, 1881, N.° 6: Nécrologie: **Mme.** Robinet.

re civile qui lui succéda; il fut l'irréductible adversaire
des procédés de guerre inhumains et de l'expansion co-
loniale, l'initiateur de l'érection d'une statue à Danton,
d'une statue à Condorcet, de la laïcisation de la maison
natale de Jeanne d'Arc, à Domrémy, et de l'institution
d'une fête civique en l'honneur de cette héroïne natio-
nale

Il est l'auteur d'une innombrable collection d'articles
ou d'opuscules positivistes, notamment de "**La Philosophie positive. Auguste Comte et Pierre Laffitte**", publiée dans la "Bibliothèque utile" de Germer Baillière,
(prix 1 fr.), dont la lecture occasionnelle, à Constanti-
nople, valut, entre autres, au Positivisme, la précieuse
adhésion de notre éminent ami Ahmed-Riza. Il collabo-
ra assidûment à la revue **La Politique positive**, fondée
par le Dr. Sémerie, en 1873, et, jusque vers 1890, à la
Revue Occidentale, fondée par Pierre Laffitte, en 1878.

Mais la plus importante partie de son activité litté-
raire consista dans l'accomplissement de la mission d'é-
crire une histoire scientifique de la Révolution française, dont Auguste Comte l'avait chargé. Avant d'aborder
ce vaste problème dans sa généralité, il voulut se fami-
liariser avec son ambiance et s'imprégner, aussi profondément que possible, de la connaissance des hommes et
des faits qui l'ont dominé. Il mérita d'être appelé "l'historien de Danton" par le nombre et la valeur historique
des ouvrages qu'il a consacrés à la réhabilitation de ce
grand homme d'Etat, si méconnu et si calomnié: **Danton, mémoire sur sa vie privée, appuyé de pièces justi-
catives** (1865). — **Le procès des Dantonistes d'après
les documents** (1879). — **Danton émigré** (1887). —
Danton homme d'Etat (1889). — Il rédigea de même
un livre monumental en l'honneur de Condorcet: —

Condorcet, sa vie, son œuvre (1743-1794) - Paris, 1893. Enfin, ses dernières années eurent pour objet la réunion des matériaux d'un grand ouvrage en trois volumes sur l'histoire du **Mouvement religieux pendant la Révolution française.** Seuls, deux de ces volumes ont paru.

Pour terminer, je ne puis taire qu'à partir de 1893, le docteur Robinet fut l'avocat général des exécuteurs testamentaires contre Pierre Laffitte ; il est l'auteur principal du réquisitoire fougueux qu'ils dressèrent contre lui, en 1896, sous le titre : **L'Exécution testamentaire d'Auguste Comte à tous les positivistes.**

Les rédacteurs de la petite histoire du Positivisme trouveront, dans ce document et dans la circulaire de Pierre Laffitte du 9 mars 1894, tous les aliments propres à repaître leur curiosité maligne sur ce sujet. Il me parait superflu de l'évoquer ici. Je suis de ceux qui désapprouvèrent alors et qui déplorent encore ce déchirement de la première famille positiviste, au cours duquel, finalement et comme toujours en pareil cas, les torts furent réciproques.

Néanmoins, je ne conteste pas que la véhémence même du langage du docteur Robinet fut, dans cette désastreuse circonstance, une nouvelle attestation de l'énergie de sa foi. Malgré cela, d'ailleurs, je l'ai toujours personnellement considéré comme l'une des plus sympathiques et des plus représentatives figures de la première génération positiviste à laquelle nous devons tant de reconnaissance.

Désintéressé, généreux et charitable, le Dr. Robinet mourut pauvre, comme il avait toujours vécu, le 3 novembre 1899, à Paris, où il exerçait, depuis sa retraite professionnelle, les modestes fonctions de Conservateur- adjoint du Musée Carnavalet, affecté à l'histoire de la ville.

Il fut incinéré, deux jours après, au cimetière du Père-Lachaise (1) où ses cendres sont déposées non loin de la tombe d'Auguste Comte.

Par ses dispositions testamentaires, il a décliné l'honneur de son incorporation subjective à l'Humanité; elle ne fut donc jamais célébrée. Cependant, son nom est très honorablement inscrit, en lettres indélébiles, dans les premières pages de l'histoire du Positivisme, consécutive à la mort d'Auguste Comte.

C'est la raison pour laquelle j'ai dédié ces pages à sa mémoire.

Emile CORRA

---

(1) V. Revue Occidentale, 1.er janvier 1900. Nécrologie: le docteur Robinet.

DEUXIÈME PARTIE

VINGT LETTRES D'AUGUSTE COMTE

AU DOCTEUR ROBINET ET À SA FAMILLE

1851 - 1857

I

A M. ROBINET, médecin à Vic-sur-Seille (Meurthe)

Paris, le 7 Guttemberg 63 (mardi 19 août 1851)

Monsieur,

Je suis très touché de la sincère gratitude que vous voulez bien me témoigner dans votre affectueuse lettre d'avant-hier, au sujet d'un cas où je vous devrais plutôt des remerciements. Car il est si doux de sympathiser que quiconque nous en fournit spécialement une digne occasion mérite vraiment notre reconnaissance. L'office de consolateur qui commence, depuis quelque temps, à se développer chez moi systématiquement, m'a déjà procuré de précieuses satisfactions. Votre intéressante situation est venue spontanément m'en fournir une douce extension.

Outre ce motif général, vous m'avez inspiré une vive sollicitude particulière aussitôt que j'ai reconnu en vous un de ces jeunes gens, encore si rares, qui ont profondément cultivé leur esprit sans nuire à leur cœur et qui déjà savent ériger le perfectionnement moral en principal objet de nos intimes efforts. Chaque nouvel exemple d'une telle régénération personnelle m'offre à la fois l'annonce et le garant de la grande rénovation sociale. On peut hardiment entreprendre de terminer réellement la révolution occidentale quand on se sent secondé par des hommes qui, dès leur début, se dégagent radicalement de l'état révolutionnaire en subordonnant dignement l'esprit au cœur. Cette confiance s'accroît quand une semblable adhésion émane d'une classe qui, malgré son empirisme et sa corruption, peut seule aujourd'hui fournir régulièrement quelques dignes organes au sacerdoce régénérateur.

Je suis heureux d'apprendre que les graves inquiétudes qui ont déterminé votre absence temporaire commencent à se dissiper. Mais je ne saurais regretter les prescriptions morales qu'une triste éventualité m'avait inspirées pour vous. Le culte intime que je vous recommandais comme subjectif peut utilement commencer déjà comme objectif. Un mariage précoce, qui d'ailleurs vous a heureusement préservé du matérialisme actuel, prouve chez vous une tendresse exceptionnelle, qui mérite d'être religieusement entretenue par ce pieux exercice quotidien. Votre développement intellectuel ne tardera point à se bien trouver d'une telle pratique assidue. En se rendant plus sympathique, on ne devient pas seulement plus synergique, mais aussi plus synthétique. Le simple voisinage des trois organes cérébraux suffirait pour expliquer cette heureuse réaction normale.

Salut et Fraternité.

Auguste COMTE
(10, rue Monsieur-le-Prince)

II

A M. ENGÈNE ROBINET, à Vic-sur-Seille

Paris, le jeudi 8 Homère 64.

Mon cher disciple,

Je lirai, mercredi prochain, à nos confrères, la partie de votre touchante lettre qui concerne l'admirable conversion que je leur ai annoncée hier soir, et ensuite la lettre ci-jointe dont je vais, à cet effet, prendre copie, ce qui pourrait bien retarder son départ. Ma meilleure manière de vous témoigner ma satisfaction et ma gratitude consiste à vous conférer la mission délicate qui termine cette lettre exceptionnelle à votre incomparable mère. Vous seul, assisté de votre éternelle épouse, pouvez bien juger, comme fils et comme médecin, de l'opportunité de la lecture, et surtout aussi de la convenance de notre sacrement de la **transformation** envers la sainte héroïne dont vous venez d'enrichir la religion positive.

Mon admirable Sophie me charge de vous témoigner combien elle est touchée du souvenir spécial de votre aimable moitié. Elle me déclarait ce matin, avec sa sublime naïveté, qu'elle se regarde maintenant comme ayant deux jeunes enfants. Vous n'en serez surpris ni l'un ni l'autre de la part d'une telle mère, toujours privée jusqu'ici d'une fille.

Salut et Fraternité,

Auguste COMTE
(10, rue Monsieur-le-Prince)

III

A Mme VIRGINIE ROBINET, à Vic-sur-Seille (Meurthe)

Paris, le 8 Homère 64 (Jeudi 5 février 1852)

> Il n'y a rien de réel au monde qu'aimer
> **(Madame de Staël)**

Madame,

Votre digne fils vient de m'informer que, sur le lit
de douleur que vous habitez depuis trois ans, vous avez
eu la force d'entendre avec calme ses lectures et ses
explications sur les principaux dogmes du positivisme
et que votre haute raison, soutenue par une admirable tendresse, a noblement reconnu la supériorité décisive de cette doctrine régénératrice envers tous les
points essentiels de la morale universelle, tant privée
que publique, surtout quant à la vraie condition sociale des femmes dans l'ordre moderne, à leur surinten-
dance morale de l'éducation humaine et à la nature
comme à la marche de cette éducation. Permettez-moi
de me féliciter directement auprès de vous de cette
nouvelle sanction féminine obtenue par la religion positive, au milieu d'une situation personnelle qui lui
procure un caractère à la fois si touchant et si solennel.
C'est pour vous prouver quel prix j'y attache que je
vous ai, ce matin, offert, par la poste, un exemplaire
spécial du volume qui vient de me procurer un si auguste suffrage. Vous y verrez que déjà je me suis publiquement honoré, quoique sans aucune indiscrétion,
de l'approbation décisive qui fut d'abord accordée à
ma théorie féminine par une dame anglaise fort distin-

guée, du même âge que vous. Quand je ferai une seconde édition de ce volume, j'oserai vous demander la permission de compléter ce jugement féminin en caractérisant, avec une pareille prudence, la consécration, encore plus précieuse, que cette doctrine vient d'obtenir.

Le principal office de tout vrai pouvoir spirituel consiste, soit dans l'ordre normal, soit même pendant l'état révolutionnaire, à juger les individus quelconques suivant leur véritable mérite personnel, surtout moral, et à proclamer dignement cette appréciation, pour la faire prévaloir, autant que possible, sur le classement réel, qui doit rester essentiellement réglé par la puissance matérielle, fût-elle d'ailleurs fortuite. Cette mission difficile n'exige pas seulement qu'on sache écarter l'éclat vulgairement résulté d'une richesse ou d'une autorité toujours étrangères à la personne, et rarement justifiables autrement que d'après leur bon usage. Il faut aussi pouvoir s'y défendre des avantages, plus personnels en apparence, qui dérivent de l'instruction accumulée, souvent encore plus mal distribuée et employée que la fortune temporelle. Enfin, on doit aller jusqu'à faire abstraction des travaux effectifs, leur accomplissement se trouvant fréquemment dominé par des influences non moins étrangères que les précédentes au mérite qu'on veut apprécier. C'est à travers cette triple écorce qu'il faut sonder chaque nature humaine, pour déterminer, sans aucune illusion, toute sa valeur cérébrale, de cœur, d'esprit et de caractère. A l'âge de cinquante-quatre ans, je serais peu digne de mon incomparable mission si je n'avais point assez aimé et assez souffert pour utiliser mes observations et mes méditations sur la vie réelle, de manière à pouvoir bien juger, quoique rapidement, cette valeur fondamentale de chacun, quand'j'ai les renseignements indispensables. Je viens d'achever envers vous, Madame, cette opération sacerdotale, que je commençai spontanément dès les premières informations que votre noble fils me fournit, à son insu, sur votre admirable nature. Le résultat vous en est complètement favorable et je me félicite de pouvoir vous le déclarer, ou même de le proclamer, autant que vous le désirerez, en donnant à la présente lettre toute la publicité convenable, soit maintenant, soit plus tard.

Malgré mon existence solitaire, j'ai eu le rare bonheur de trouver déjà trois admirables types féminins: d'abord ma sainte mère, que j'appréciai trop tard, puis une incomparable compagne, éternellement unie désormais à ma renommée reconnaissante; enfin une éminente fille adoptive, qui continue auprès de moi leur précieuse providence morale, tout en protégeant ma vie matérielle: bien connue du jeune couple qui vous réunit à moi, celle-ci peut donner une idée du mérite de celles qu'on ne peut maintenant juger que d'après moi-même. Vous êtes, Madame, la quatrième femme complète dont j'aie acquis une suffisante appréciation. Dès hier, pendant ma visite hebdomadaire à la tombe chérie, j'ai définitivement placé votre nom, et même votre touchante image, que je vis une fois figurée, dans le saint cortège où je me plais à réunir, autour de ce centre normal, toutes les existences des deux sexes avec lesquelles j'ai pu personnellement sympathiser assez, et où se mêlent indistinctement des morts et des vivants, sauf que les uns y sont irrévocablement rangés, tandis que les autres peuvent encore y démériter leur position. Quoique ce dernier cas se soit malheureusement réalisé déjà, je ne le craindrai jamais envers vous. Votre puissante tendresse m'est assez prouvée par ses résultats sur votre fils, qu'elle a seule préservé d'une corruption anarchique et du desséchement scientifique et auquel elle a inspiré la force de prendre récemment, avec une épouse digne de tous deux, un admirable engagement, tout en procurant à la religion positive un charmant rejeton et enfin une parfaite mère. Quant à votre haute intelligence, quelques phrases caractéristiques de vos douloureuses lettres m'en ont fait assez juger la portée et la consistance, indépendamment de toute acquisition artificielle. Enfin, votre caractère héroïque m'était déjà prouvé par la persistance même d'une existence que n'aurait pu soutenir aucune organisation moins énergique, moins résignée et moins persévérante. Sous tous les aspects, Madame, vous me rappelez l'ange incomparable qui ne cessera jamais de présider à ma seconde vie et même à l'existence, indirecte mais indéfinie, que je suis maintenant certain d'obtenir d'une impartiale postérité.

D'après cette irrévocable appréciation, je serais heureux, Madame, si je vous survis, de conférer solennellement à votre mémoire, soit de vive voix, soit par écrit, après le sage délai prescrit par les rites positivistes, le dernier et le plus auguste de tous nos sacrements sociaux, celui qui doit à jamais incorporer votre âme à l'être immense et éternel que vous servez dignement. Cette consécration finale, qui élèvera à l'immortelle dignité d'un culte vraiment public le saint culte privé dont vous serez d'abord l'objet, est la seule propre à l'existence subjective qu'elle inaugure et dans laquelle toutes les dignes individualités s'unissent sans se confondre. Mais si, pendant la vie directe, quelque graves inquiétudes personnelles vous faisaient éprouver le besoin du sacrement consolateur qui

couronne l'existence objective, vous m'y trouveriez
également disposé, pourvu que la situation me permît
d'accomplir ce devoir, encore plus susceptible de renouvellement que son triste analogue dans l'ancien
culte. Si même votre état physique vous faisait craindre maintenant une séparation prématurèe, votre noble fils pourrait, sous ma délégation spéciale, me remplacer auprès de vous pour ce saint ministère. Envers
une mère moins admirable et un moins noble fils, je
n'oserais hasarder cette substitution qui, pouvant exiger quelque sévérité pour ne pas dégénérer en une
vaine cérémonie, se trouverait alors déplacée. Mais ici,
rien de semblable n'est à craindre d'aucun côté. Au nom
de l'Humanité, j'autorise donc mon cher disciple Eugène Robinet, votre bon fils, assisté de sa digne épouse, à remplacer auprès de vous, pour ce cas éventuel,
Auguste Comte accompagné de Clotilde de Vaux,
afin de vous conférer dignement, sur votre demande
vraiment libre et assez réfléchie, le sacrement positiviste de la **transformation** qui, complétant l'existence
objective, annonce la vie subjective. Tous deux con-
naissant bien l'intime connexité des neuf sacrements
sociaux, ils ont senti l'aptitude de chacun à absorber
les précédents et à suffire seul comme préparation aux
suivants. Cette unique solennité équivaudrait donc envers vous à toute la série de consécrations par laquelle
passera votre charmante petite fille, à partir du sacrement initial que je lui conférai le 25 décembre 1851.
Quand vous serez rétablie, j'espère pouvoir un jour
vous expliquer personnellement toute cette doctrine,
que sa nouveauté rend seule difficile à saisir. En at-
tendant, Madame, une telle satisfaction, je termine
cette épître consolatrice en adressant à votre belle âme
la sainte appréciation que Dante composa pour la Vier-

ge Marie, suave type chrétien du sexe aimant, que j'osai récemment transporter publiquement à **quella ch'imparadisa la mia mente**, et qui convient, en général, à toute digne femme, personnification spontanée de l'Humanité :

> In te misericordia, in te pietate,
> In te magnificenza, in te s'aduna,
> quantunque in creatura è di bontate.

Respect et sympathie,

Auguste COMTE
Prêtre de l'Humanité
(10, rue Monsieur-le-Prince)

IV

A M. EUGÈNE ROBINET, à Vic-sur-Seille (Meurthe)

Paris, le jeudi 15 Homère 64

Mon cher disciple,

Je ne suis pas étonné que vous n'ayez point encore lu à votre sainte mère la lettre exceptionnelle que je vous ai adressée pour elle. Seul juge naturel, et comme fils, et comme médecin, de l'opportunité d'une telle lecture, vous justifierez, j'en suis certain, la confiance que je vous devais à cet égard. Quand même cette grande lettre ne serait jamais lue à la digne malade, je resterais convaincu de la nécessité réelle d'une semblable prudence et j'ai toujours regardé cette issue comme possible, sans toutefois regretter aucunement, même dans cette hypothèse extrême, d'avoir écrit ce monument domestique, qui finira probablement par devenir public et qui déjà me sert à mieux fixer les points correspondants da notre culte. Votre touchante gratitude à ce sujet ne me laisse à désirer qu'une meilleure appréciation du soin continu que j'ai apporté dans cette lettre pour éloigner autant que possible toute idée spéciale de mort prochaine. Les précautions que cette sollicitude m'a inspirées vous ont suscité une méprise secondaire, que je dois relever ici, afin de ne pas usurper davantage un éloge particulier que je ne mérite pas. C'est au sujet de la résolution que vous m'attribuez de me transporter personnellement auprès de votre admirable mére pour lui conférer moi-même la consécration qu'elle désirerait. Outre que ma présente situation m'en interdit la possibilité, j'avoue naïvement n'avoir jamais eu la pensée d'un tel voyage. Si vous relisez ma lettre, comme je viens de le faire, sans aucune prévention à ce sujet, je crois que vous concevrez difficilement la méprise que vous avez d'abord commise, car je ne vois rien qui puisse l'y susciter.

Quant à la consécration solennelle que je vous y ai déléguée, je doute, d'après vos renseignements, et même auparavant, qu'elle puisse réellement s'accomplir, à travers des conflits de famille que vous devez respecter jusqu'au point où ils entraîneraient l'hypocrisie ou l'oppression. Mais pour nous, positivistes, qui devons être peu formalistes, il n'y a, dans le cas actuel, de vraiment important que la lecture de ma lettre sacerdotale, si la malade peut l'admettre, ce que vous seul devez juger. Car une telle lecture constituera, pour elle et pour vous, le vrai sacrement de la transformation en ce qu'il offre d'indispensable. Quant

à l'auguste cérémonie où vous me remplaceriez, elle
pourrait comporter une haute efficacité religieuse, si
elle s'accomplissait dignement. Mais elle peut très bien
être omise, par de justes motifs de prudence ou même
de respect, sans empêcher aucunement l'essentiel d'une
consécration qui résultera nécessairement de la seule admission de ma lettre spéciale, ce qui ne dépend
réellement que de l'état de notre sainte malade. Il n'y
a donc ici ni rien à forcer, ni rien à regretter pour personne, et j'attends paisiblement une issue quelconque,
qui ne sera jamais déplorable, d'après l'affectueuse
prudence et la respectueuse énergie que je vous crois
capable d'apporter toujours dans ce cas important.

Tout à vous,

Auguste COMTE
(10, rue Monsieur-le-Prince)

V

A M. EUGÈNE ROBINET, médecin, à Vic-sur-Seille
(Meurthe)

Paris, le jeudi 15 Archimède 64

Monsieur et cher disciple,

Votre douloureuse circulaire, (1) trop préparée par
votre touchante lettre du 3 Archimède, m'est parvenue
dimanche, le jour même du fatal anniversaire d'où
date l'éternelle subjectivité de mon culte intime. Ce
simple rapprochement suffirait pour me rappeler la

----

(1) La mère du dr. Robinet mourut le 29 Mars 1852 (**Note de l'éditeur**).

mémorable conformité morale et mentale que je commençais à reconnaitre entre celle que vous venez de perdre objectivement et l'admirable victime que je vis succomber il y a six ans. Vous pouvez donc être pleinement rassuré quant à la permanence du souvenir spécial que j'avais déjà consacré à votre sainte patronne. Dès hier, j'en ai renouvelé l'inaltérable inauguration sur la tombe sacrée qui constitue mon principal autel. L'impossibilité, trop facile à prévoir ou à expliquer, d'accomplir une suffisante communication religieuse, ne saurait affecter la réalité des motifs essentiels qui m'avaient inspiré cette pieuse adjonction. Dans la vie subjective, où les sources assez constatées importent davantage que les résultats effectifs, on peut rapprocher toutes les dignes natures, surtout féminimes, dont l'organisation sympathise suffisamment, quoique les manifestations n'aient pu en être également décisives, d'après la diversité involontaire des destinées respectives . Comptez donc que je ne cesserai d'honorer, à ma manière, votre sainte mère comme une éminente adepte de la religion positive, qu'elle eût certainement fait respecter et chérir par son exemple et son influence. L'exacte conformité de son âge avec le mien me fait seulement regretter davantage de n'avoir pu commencer avec elle aucune relation personnelle. Je suis tellement convaincu de l'impossibilité de guérir l'anarchie occidentale sans une profonde participation du sexe aimant, que je me sens privé d'une précieuse collègue quand je vois le Grand-Etre perdre une de ses dignes filles, d'après la cruelle imperfection de la partie immodifiable de nos destinées réelles.

Ma propre douleur, spécialement renouvelée cette année, me fait attacher plus de prix au noble soulagement que procurent nos efforts actifs pour adoucir les chagrins d'autrui. Jeudi dernier, à l'approche de ma fatale date, je me plaisais à développer les pieuses ressources du culte positiviste à l'un de nos confrères admis tout récemment, médecin distingué de province, qui perdit, l'an dernier, une épouse adorée, et j'espère que les pratiques ainsi conseillées auront une pleine efficacité sur un cœur très digne de les apprécier, mais qui ne pouvait encore connaitre la partie de notre culte exposée seulement dans mes cours. Aujourd'hui, je sens une nouvelle satisfaction du même genre en pensant que, déjà pleinement initié à cette aptitude de la religion positive, vous avez commencé à faire revivre subjectivement celle que vous perdites objectivement. Pendant l'année du deuil, vous n'apprécierez point assez la douceur d'une telle compensation, trop entravée encore par les images finales, quoique vous deviez, même alors, la goûter mieux que je le fis, puisque j'avais à instituer ce que vous n'avez qu'à appliquer. Mais quand votre culte aura pu s'organiser pleinement, d'après une sage subordination continue du subjectif à l'objectif, à l'aide des images, des souvenirs et des monuments surtout écrits, vous sentirez chaque année un nouveau progrès dans cette renaissance indéfinie, qui rendra l'évocation toujours plus vive et plus nette. En même temps, la conviction croissante de la précieuse aptitude de ce saint patronage pour vous améliorer radicalement, d'abord par le cœur, puis par l'esprit, vous inspirera de plus en plus une gratitude profonde, qui, à son tour, rendra votre culte plus cher et plus puissant. Vous avez surtout une précieuse ressource dans la digne assistance que vous êtes certain de trouver chez votre noble et tendre épouse, qui s'associera sincèrement, et pour son propre compte, à votre intime adoration. Je puis me faire une idée d'un tel concours par le prix que j'attache à la touchante participation de mon incomparable Sophie, qui toujours pleure et vénère une éminente sœur dans celle qu'elle regarde justement comme ma digne compagne éternelle. Le seul avantage personnel que je possède à cet égard résulte de la certitude, désormais acquise depuis l'approbation publique de ma dédicace exceptionnelle, d'assurer à ma chaste collègue une sainte immortalité. Mais votre âge vous permet d'espérer un jour que vous pourrez obtenir aussi, dans une proportion quelconque, cette précieuse aptitude, toujours accessible aux âmes aussi bien nées que la vôtre quand elles se conduisent dignement. En faisant revivre dans notre cœur ceux qui nous sont chers, il faut que nous leur méritions le prolongement d'un tel culte chez d'autres âmes et cela dépend vraiment de chacun de nous pour une certaine étendue dans le temps et dans l'espace.

Je suis spécialement chargé, par ma bonne Sophie, de la rappeler à l'affectueux souvenir de votre digne épouse et aux naïves caresses de sa charmante filleule, dont l'image préoccupe souvent ses rêves et même ses veilles, quoiqu'elle attende pour le mois prochain le retour d'un enfant chéri dont elle s'est sagement privée depuis sa naissance, il y a quatre ans. Dans les âmes aussi bien organisées, toutes les affections pures et tendres sont toujours accueillies et s'assistent même au lieu de se contrarier.

Pour terminer par une annonce personnelle, je me borne à vous mander que ma santé se soutient passablement, surtout de manière à me permettre de travailler sans relâche et fructueusement au second volume de mon **Système de politique positive.** Il sera fi-

ni dans trois ou quatre semaines et son impression,
déjà commencée, marche si bien que je compte le publier au commencement de juin. Rien n'est encore décidé sur mon cours annuel, quoique j'espère qu'il aura
lieu sans aucune entrave; mais ce ne peut plus être
avant le premier dimanche de mai.

Salut et fraternité pour vous.
Respect et sympathie pour Madame.

Auguste COMTE
(10, rue Monsieur-le-Prince)

VI

A Mme MARIE ROBINET, à Saint-Raphaël (Var) (1)

Paris, le samedi 14 Saint-Paul 66

Ma très chère disciple,

Devant demain commencer mon chapitre final, qui
sera terminé, j'espère, avec juin, je me trouve aujourd'
hui pourvu d'un loisir exceptionnel, sans lequel j'aurais
été forcé de retarder jusqu'à jeudi prochain ma réponse
à votre intéressante lettre de dimanche, que je reçus
avant-hier. En la combinant avec celle que vous écri-
vîtes, le même jour, à Mme. de Capellen, je compatis
profondément aux chagrins et déceptions que vous
éprouvez et j'éprouve le besoin de recevoir bientôt de

---

(1) Le dr. Robinet s'établit momentanément en Proven-
ce, dans le double but de rétablir sa santé altérée et de trouver
une situation médicale. (Note de l'éditeur.)

meilleures nouvelles, surtout quant à la santé de votre incomparable mari. Quoique j'aie toujours regretté que ce déplacement décisif s'accomplit sans le voyage isolé qui devait d'abord procurer les informations nécessaires, j'espère que le but principal ne se trouvera pas manqué.

Votre départ nous a fait sentir, et surtout à moi, que les positivistes commencent réellement à former une famille, où les séparations deviennent aussi douloureuses qu'entre parents, et dont votre ménage fournissait le principal aliment. Dès le mercredi suivant, j'ai témoigné ces impressions à nos confrères réunis, en leur exposant sur votre noble époux une opinion que sa modestie m'aurait auparavant empêché d'y développer. Afin de la mieux caractériser, j'ai déclaré ma résolution de commencer par lui l'intervention que je me suis réservée pour faciliter l'avènement des dignes aspirants au sacerdoce de l'Humanité, quand l'état du subside positiviste permettra la réalisation du projet conçu depuis longtemps et spécialement indiqué dans ma dernière circulaire.

Cette éventualité ne semble pas prête à se réaliser, puisque je crois déjà prévoir l'impossibilité d'exécuter, en septembre, la tournée qui m'aurait procuré la satisfaction d'aller vous voir. J'espère donc qu'une telle manifestation sera seulement appréciée comme un juste témoignage de ma profonde estime envers un disciple qui m'offre le phénomène, rare en tout temps et miraculeux aujourd'hui, d'avoir de lui moins bonne opinion qu'il ne doit. Mais, si l'évènement se réalisait, je persisterais dans cette disposition, sachant bien que M. Robinet fera dignement tous les efforts, surtouts scientifiques, qu'exigerait sa consécration au sacerdoce positif, en cas qu'il prenne décidément cette carrière, à laquelle il me semble vraiment appelé. Cette assistance éventuelle serait d'ailleurs purement temporaire, comme l'institution analogue dans l'état normal, et destinée seulement à faciliter l'initiation philosophique, sans aucun engagement mutuel. Elle resterait pleinement compatible avec la profession médicale, qui deviendrait définitive au cas de renonciation au sacerdoce. Mais je regrette que la situation m'interdise d'exercer déjà cette intervention dans un cas aussi satisfaisant, où je voudrais pouvoir aider M. Robinet à poursuivre ses études théoriques en soignant sa santé, sans se livrer, pendant quelques années, à trop de travaux pratiques. Dans une telle mesure, les modestes remontrances que M. Foley m'a transmises doivent seulement fortifier mon estime et ma confiance envers celui qui, par l'ensemble des conditions intellectuelles et morales, me paraît le plus digne d'inaugurer cet appui, comme le jugent aussi tous nos confrères.

Quant à vous, Madame, quoique vous soyez heureusement inséparable de M. Robinet, je dois spécialement renouveler par écrit les sentiments que je vous témoignai verbalement dans notre dernière entrevue. La résignation active et dévouée avec laquelle vous venez d'accomplir une grave résolution, contraire à vos justes sympathies, et dont vous ne pouviez même reconnaître la convenance que par une digne déférence, ne cessera jamais de fortifier l'estime et l'admiration que m'inspire l'ensemble de vos qualités. En accueillant avec reconnaissance votre affection filiale, le fondateur de la religion positive s'honorera toujours d'une telle disciple, dont le touchant exemple est si propre à faire convenablement apprécier la supériorité morale du culte définitif.

Mon excellente Sophie est profondément touchée, ainsi que son mari, de votre précieux témoignage. En la liant à votre fille, vous avez noblement manifesté votre aptitude à discerner la valeur morale à travers la situation et même malgré le défaut de culture intellectuelle. Vous vous êtes ainsi montrées dignes, l'une et l'autre, de vous apprécier mutuellement.

Respect et sympathie,

Auguste COMTE

(10, rue Monsieur-le-Prince)

VII

A M. ROBINET, à Saint Raphaël (Var)

Paris, le jeudi 19 Saint-Paul 66

Mon cher disciple,

Quoique j'aie exceptionnellement répondu samedi dernier à la lettre que Mme. Robinet m'écrivit le dimanche précédent, je veux utiliser la disponibilité normale de mon jeudi pour une réponse spéciale à votre lettre de vendredi. Sans avoir rien à dire de nouveau, je n'ai pas moins de plaisir à vous reproduire l'expression des sentiments qui vous sont si bien dus que vous n'en avez à charmer votre exil passager en lisant ces témoignages jamais inopportuns. Comme je le mandais à votre digne épouse, votre départ nous a fait profondément sentir, et surtout à moi, combien les vrais positivistes commencent à former une véritable famille, dont je suis encore plus heureux que fier de me trouver le père. Une telle conviction réagit d'ailleurs sur mes plus intimes affections, en me manifestant la source réelle d'une telle aptitude. En effet, ce n'est point à l'auteur du **Système de philosophie positive,** mais au fondateur de la **Religion de l'Humanité** que s'adressent de tels sentiments, qu'il n'aurait jamais obtenus sans la régénération morale dont l'anniversaire d'où je sors me rappelle la sainte origine.

Cette connexité se trouve en ce moment ranimée par un petit évènement que vous apprendrez avec joie. Aujourd'hui, jour d'Héloïse et de Béatrice, on vient de poser au-dessus du canapé sur lequel je vous mariai, le tableau de M. Etex, qui me vint hier pendant que je fêtai la Sainte Clotilde à la tombe sacrée, le premier mercredi de juin. Vous voyez que l'éminent artiste s'est enfin exécuté dignement, par suite, je crois, de sa reconnaissance pour le bon accueil qu'il a recémment obtenu de M. Vieillard auquel je l'avais recommandé. La protection s'est étendue jusqu'à lui procurer, ces jour derniers, une entrevue personnelle à Saint-Cloud avec le dictateur, dont il obtiendra, j'espère, quelques dignes commandes, aussi nécessaires que méritées. Quelle que soit la source de sa conduite actuelle envers moi, je vais, en vous quittant, en écrire mes justes remerciements.

Votre lettre témoigne un ensemble de sentiments trop naturel pour n'être pas entièrement excusable au début d'un changement aussi pénible. Quoique nous ayons, après de longues pluies, un temps sec et froid, vraiment cholérique, qui me fait regretter d'avoir cessé le feu, je sens que l'attrait moral et mental de la vie de Paris, surtout pour les positivistes, me rendrait dif-

ficilement supportable un exil quelconque, même très
volontaire. Sans que vous soyez incorporé, comme moi,
depuis quarante ans, à la métropole humaine, je sens
combien vous devez déplorer qu'une nécessité corporelle vous force à suspendre la noble et digne existence dont vous y jouissiez, autant au profit de la régénération occidentale qu'à votre satisfaction personnelle
et domestique. Mais vous êtes trop positiviste pour
oublier la loi fondamentale qui subordonne les plus
nobles phénomènes aux plus grossiers, dont le joug
fatal n'est amélioré que par une active résignation.
Une triste expansion de votre lettre me force à vous
rappeler que le suicide vous est, au nom de l'Humanité qui vous attend, interdit sous tous ses modes quelconques, aussi bien chroniques qu'aigus. Vous avez
tant à faire pour la Famille, la Patrie et l'Humanité,
que vous devez regarder comme un religieux devoir
le soin scrupuleux de votre rétablissement physique,
en éloignant toute émotion propre à l'entraver. Puisque vous êtes résolu maintenant de rester à Saint-Raphaël jusqu'à la fin de l'hiver prochain, employez ce
temps à ranimer votre existence corporelle, sur laquelle repose votre vie cérébrale, dont toute la préoc-
cupation doit maintenant consister à savoir l'italien
avant six mois, pendant que votre admirable épouse
vous payera vos leçons en musique.

Tout à vous,

Auguste COMTE
(10, rue Monsieur-le-Prince)

VIII

A M. ROBINET, à Saint Raphaël (Var)

Paris, le jeudi 5 Charlemagne 66

Mon cher disciple,

Votre lettre timbrée du 13 juin m'étant parvenue vendredi, je me suis trouvé forcé, suivant le régime que vous me connaissez, d'attendre jusqu'à présent pour y répondre. Elle m'a radicalement satisfait, en me montrant que vous avez enfin dignement compris la juste ouverture que·je vous fis récemment et qui n'est qu'une confirmation plus précise des espérances que je vous ai toujours indiquées. Si j'avais craint que ce pronostic ou ce vœu développât votre orgueil ou vous fît dédaigner votre profession naissante, je m'en serais toujours abstenu. Mais votre noble et modeste franchise confirme la sécurité que j'avais déjà sous ce double aspect. Je vois que vous êtes décidé maintenant à tenter le seul essai qui puisse devenir vraiment décisif, en poursuivant une étude sérieuse de la base mathématique, qui vous serait toujours précieuse, quand même votre vocation se trouverait finalement plus pratique que théorique.

Si je n'avais pas eu sur vous tous des nouvelles plus récentes que celles que vous datez du 23 Saint Paul. je conserverais quelques inquiétudes envers l'état physique de vos enfants et je serais surtout peiné du trouble moral persistant chez votre excellente compagne. Mais, de trois côtés, je reçus, tant hier qu'avant-hier, des renseignements plus favorables à ces divers titres. J'espère donc que rien ne dérangera votre expédition sanitaire, et que vous la prolongerez autant qu'il le faudra pour venir sans danger résider dans la métropole humaine ou le plus près possible du foyer régénérateur, dont l'efficacité dépend d'avantage de sa concentration que de son irradiation.

Ma santé continue d'être excellente et ce volume final s'accomplit encore mieux que le précédent. L'élévation de la température m'a dispensé de me chauffer au moment du solstice d'été, sans que les pluies fréquentes qui l'ont jusqu'à présent accompagnée puissent déranger beaucoup un philosophe dont la claustration ne cesse qu'une fois par semaine. Le chapitre final, dont j'ai fait environ la moitié, s'étant allongé sensiblement, je ne serai quitte de mon volume (y compris la préface, où je traiterai l'incident russe) que dans un mois, et sa publication aura lieu vers le milieu d'août.

Je suis heureux d'apprendre le succès actuel de la persévérante énergie du pauvre Jacquier. Vous avez très bien fait de refuser sa noble tentative de restitution. Tous les coopérateurs de cette minime intervention se félicitent qu'elle ait tant fructifié.

Notre éminent confrère est entièrement quitte des suites légales de son accident. Le mercredi qui suivit sa sortie nous procura la satisfaction de le voir, nullement troublé d'un incident qui sera bientôt oublié. S'il était hier revenu, je n'aurais pas manqué de lui faire immédiatement part de vos dignes regrets de n'avoir pu spécialement prendre congé de lui.

Tout à vous,

Auguste COMTE
(10, rue Monsieur-le-Prince)

P. S. — Mes affectueux hommages à votre digne é-
pouse, qui doit, j'espère, commencer à se féliciter de
son sacrifice en voyant surgir le plein rétablissement
d'après lequel il était motivé. J'espère que la famille
esthétique dont vous êtes accidentellement entouré lui
sera bientôt une précieuse compensation, sans lui faire
jamais oublier un milieu qui vous convenait autant
que vous y conveniez.

L'excellente Sophie est très touchée de vos souvenirs spéciaux. Son enfant a prié qu'on serrât le ballon
venu du vôtre, afin de le conserver frais pour jouer
ensemble.

Dimanche, je fis porter à la poste, avec d'autres en-
vois, huit exemplaires destinés à vous donner un
avant-goût de mon prochain volume, par le tableau
que j'ai fait tirer à part, des fêtes publiques du culte
normal, dont vous pourrez ainsi faire mieux sentir la
nature en cas opportun.

IX

A M. ROBINET, à Saint Raphaël (Var)

Paris, le jeudi 26 Charlemagne 66

Mon cher disciple,

Je ne trouve point déraisonnable, ni même bizarre,
la résolution imprévue que vous m'annoncez dans votre lettre du 7 juillet, arrivée seulement avant-hier 11.
Vous devez vous rapeller que, malgré de vives instances, je me suis scrupuleusement abstenu de vous
donner aucun conseil envers une résolution où vous
m'avez toujours paru seul compétent. En apprenant

votre décision actuelle, vous me semblez seulement avoir accompli maintenant en famille l'excursion d'essai que vous vouliez d'abord tenter isolément, et je ne regrette que de ne pas vous voir prolonger jusqu'à la fin de l'hiver prochain une course dispendieuse, qui parait avoir déjà perfectionné votre santé, malgré tous les désagréments d'après lesquels votre retour anticipé se trouve spécialement motivé.

Les deux impressions durables que vous me représentez comme résultées de cette expérience confirment mes espérances sur votre noble avenir, en me montrant que vous savez utiliser les occasions qui se présentent de réparer le défaut d'exercice préliminaire de la vie humaine inhérent à la précocité, d'ailleurs précieuse à tant d'égards, de votre digne mariage. Je suis d'abord heureux de vous voir convenablement sentir le besoin d'une profession déterminée qui puisse vous préserver de la fluctuation pratique et vous rattacher spécialement à l'existence civique. Ma propre carrière vous prouve que cette obligation ne gêne point la préparation ni le développement d'une vocation théorique, et doit même y concourir, soit en habituant au travail réglé, soit en fesant mieux sentir les contacts humains. En second lieu, je me félicite de vous voir personnellement éprouver le besoin de la résidence, qui n'est que l'extension ou le complément du précédent. Vous devez regarder le passage de l'existence nomade à la vie sédentaire comme la plus grande de toutes les révolutions temporelles que comportât l'initiation humaine, qui n'est pas achevée encore, même parmi les riches, et surtout chez les prolétaires, la plupart campés sans être casés.

Après-demain je terminerai mon chapitre final, qui m'a pris deux semaines de plus que je n'avais compté, grâces à son extension décisive, nécessitée par l'abondance des développements, dont les plus spéciaux m'ont même forcé d'annoncer, pour 1862, un cours purement relatif à la transition humaine. Je ferai lundi la conclusion générale de ce tome capital et, la même semaine, celle du traité total, suivie de mon invocation finale. Dès lors, pendant les trois derniers jours de juillet, j'écrirai la préface, consacrée surtout à l'incident russe. Mais je dois vous dire d'avance que je ne suivrai pas votre conseil sur la publication partielle de cette explication. Ne devant pas la séparer de la lettre qui la suscite, l'impossibilité de publier séparément celle-ci, l'an dernier, me force, cette année, à prendre la même décision envers ce complément, qui, paraissant isolé, semblerait vouloir excuser une démarche que je ne regrette nullement, quels que soient les calomnies des révolutionnaires à cette occasion. Il ne faut avoir égard à ces secrètes manœuvres qu'en les divulguant, comme je le ferai pour ce bruit de dédicace au tzar, et même envers l'infâme explication que je vous remercie de m'avoir courageusement annoncée sur ma spoliation polytechnique. Sans chercher à jamais indisposer les révolutionnaires contre le positivisme, nous devons saisir toutes les occasions naturelles qui se présentent pour que les conservateurs cessent de nous confondre avec le plus indigne, et même le plus arriéré, de tous les partis actuels.

Tout à vous,

Auguste COMTE
(10, rue Monsieur-le-Prince)

Mes affectueux hommages à votre charmante épouse.

P. S. — Mon excellente Sophie et son digne mari me chargent de vous témoigner leur satisfaction de votre souvenir spécial. Leur charmant enfant, ayant entendu parler de votre retour, a déjà demandé quand on le mènerait jouer avec Gabriel.

Vous trouverez ici M. Lefort, que j'attends aujourd'hui, comme obligé de venir chercher à Paris un moyen quelconque d'existence, la chétive position qu'il croyait avoir obtenu pour deux ans se trouvant déjà détruite.

L'excellent docteur Carré s'occupe dignement de vous et s'efforce de vous trouver un poste médical à Maisons-Laffitte, deuxième station (ou première) du chemin de Rouen.

X

A M. ROBINET, à Jouarre (Seine-et-Marne)

Paris, le mardi 10 Guttemberg 66

Mon cher disciple,

C'est avec une vive satisfaction que j'apprends, de plusieurs sources, votre début décisif ; et j'espère que vous surmonterez bientôt les fatigues exceptionnelles de la rude situation qui va fonder votre honorable carrière plus promptement qu'on ne pouvait le prévoir. Je n'ai pas davantage reçu de M. Vieillard de réponse à votre égard qu'il n'en fit auparavant dans les autres cas où je réclamai son intervention. Mais je suis certain qu'il a, mieux qu'en aucun d'eux, employé suivant mes vœux son influence, tant officieuse qu'officielle, dont peut-être les résultats se font déjà sentir autour de vous d'après l'attitude bienveillante des principaux personnages.

Ayant, depuis trois semaines, entièrement achevé mon volume final, le premier usage de ma disponibilité consista dans la lecture promise de votre excellente thèse, à laquelle je consacrai deux heures pleines d'intérêt. Je vous avais, dès le début, félicité sur le choix de la question, qui constitue l'un des mérites essentiels d'une telle épreuve. Je suis maintenant heureux de vous déclarer que votre élaboration, aussi complète que modeste, consolide mes espérances théoriques envers vous, et m'a fait même mieux apprécier l'importance de cette institution, aussi philosophique que libérale, qu'il faut soigneusement étendre à la préparation sacerdotale.

Je reçois affectueusement, au nom de notre digne veuve, les dix francs exceptionnels qui m'ont été remis hier soir, avec votre lettre de la veille, par M. Foley. Ces nobles prémices des dignes profits qui vous sont assurés grossiront un peu le trimestre que je dois transmettre le dernier jeudi d'octobre.

Quant à la petite excursion que vous m'indiquez, trois motifs me font craindre d'en être autant privé que de la grande tournée à laquelle j'ai dû renoncer pour cette année. Il me serait doux de venir passer, au sein de la meilleure famille positiviste, une portion de semaine commençant le vendredi matin et finissant le mardi soir. Mais d'abord, je ne puis me procurer cette satisfaction avant l'entière publication de mon volume, dont l'impression s'est assez ralentie depuis un mois pour me faire craindre qu'il ne paraisse pas avant la mi-Septembre; je dois même attendre, afin de constater si la mort de mon libraire, qu'on enterre aujourd'hui, ne m'obligera pas à modifier mes arrangements de ventes. En second lieu, j'ai lieu de présumer que je recevrai, dans le courant de septembre, plusieurs visites occidentales, dont l'éventualité ne me laisserait pas goûter pleinement la précieuse diversion que vous me proposez. Un dernier motif résulte de ma sollicitude envers le subside sacerdotal, qui va peut-être exiger alors un effort exceptionnel comme l'an dernier, d'après le notable décroissement qu'éprouve le présent trimestre, quoique le premier semestre ait offert une moyenne suffisante.

Tout à vous,

Auguste COMTE

(10, rue Monsieur-le-Prince)

P. S. — Je n'ai pas besoin de vous charger de mes hommages paternels pour ma charmante disciple et ses chers enfants, ni de vous témoigner la satisfaction de mon excellente Sophie et de sa famille pour votre souvenir spécial.

Vous aurez bientôt la visite de M. Hutton, que M. Foley vous amènera, je crois, dimanche. Il vous paraîtra, sans doute, un digne type du précieux foyer que nous possédons en Irlande. Mais je regrette qu'un touchant retour vous empêche d'apprécier aussi M. Allman, que je me félicite d'avoir vu.

XI

A M. le docteur **ROBINET**, à la Ferté-sous-Jouarre

Paris, le mardi 10 Bichat 66

Mon cher disciple,

Votre lettre de samedi me fait espérer que, après avoir subi la fluctuation souvent liée, surtout de nos jours, aux débuts quelconques, vous saurez vous préserver de l'inconstance incompatible avec tout succès. Ayant spontanément reconnu que vous ne pouvez assez juger votre résidence actuelle sans une expérience de quelques années, vous éviterez d'attacher trop d'importance aux désagréments secondaires que vous retrouveriez partout, sauf à Paris.

J'admets pleinement vos explications spéciales sur l'impossibilité résultée de votre genre de vie actuel envers les lectures et les réflexions qui pourraient vous maintenir au point de vue habituel où vous étiez ici. Mais ces entraves passagères devraient aussi vous détourner de tout jugement précipité sur des questions qui dépassent, de votre propre aveu, votre compétence présente, surtout quand la principale difficulté que puisse offrir la construction religieuse se combine avec la plus délicate détermination de l'avenir humain. Néanmoins, vous n'hésitez point à blâmer radicalement une institution que vous n'avez pas étudiée, et sans peut-être avoir même lu sa propre exposition.

Lorsque M. Foley me communiqua votre protestation inattendue, je fis peu d'attention à la forme, que vous désavouez seule aujourd'hui; mais je fus réellement peiné du fond, que vous maintenez de manière à l'aggraver par une persistance exceptionnelle. Quoique vous soyez l'unique positiviste ainsi révolté contre mon principal volume, l'estime et l'attachement que je vous ai voué me font attacher beaucoup d'importance à cette déviation. Mais, puisque vous continuez à regarder votre propre perfectionnement moral comme le principal but de toute votre vie, j'espère qu'une paternelle appréciation suffira pour vous faire sentir la gravité de cette chute, qui compromet directement la vénération sans laquelle on ne peut rien goûter, ni rien apprendre, ni constituer aucune situation durable.

Il est aisé de sentir que votre opposition n'émane point d'une routine excusable, qui seule préserve les empiriques de mutations indéfinies. L'instinct sexuel et l'orgueil masculin ont spécialement inspiré cette aveugle protestation contre une doctrine que vous n'avez pu sérieusement examiner encore, ni d'esprit, ni de cœur. En quoi différez-vous là des purs révolutionnaires, dont chacun ne reconnaît d'autre autorité que la sienne envers les questions importantes et difficiles. Ne vous trouvant pas d'accord avec votre chef spirituel sur une doctrine embarrassante, vous n'hésitez point à proclamer qu'il se trompe malgré les cas nombreux où vous avez antérieurement rectifié vos premières impressions. Si ces dispositions, aussi tranchantes que superficielles, s'étendaient aux dogmes cosmologiques dont la démonstration vous est inconnue, je ne sais ce qui resterait de votre foi scientifique.

Cette rechute révolutionnaire doit m'inspirer d'autant plus de sollicitude qu'elle se trouve en harmonie avec la réaction continue de votre résidence provinciale. La vie de petite ville vous expose habituellement à concevoir une opinion exagérée de votre supériorité personnelle, à rétrécir vos vues générales, et même à compromettre vos meilleurs sentiments, d'après les penchants critiques qu'excite l'irritation résultée des chocs que vous éprouvez.

Je suis plus affligé que surpris de vous voir ainsi conduit à terminer votre lettre en me rassurant spécialement sur la persistance d'une adhésion et d'un dévouement qui ne devraient pas exiger de nouvelles confirmations. Si votre perturbation actuelle pouvait acquérir toute son extension spontanée, je ne doute pas, malgré ces sincères manifestations, qu'elle n'eût bientôt altéré la plupart de vos autres convictions positivistes, qui ne sont pas, au fond, plus inébranlables que celles contre lesquelles vous êtes momentanément insurgé. Mais la confiance que je conserve dans votre raison, et surtout dans vos sentiments, me fait, au contraire, espérer que la digne subordination dont vous avez contracté l'habitude envers les trois premiers volumes de ma construction religieuse dissipera prochainement les aveugles répugnances que vous inspire aujourd'hui le tome le plus décisif.

Tout à vous,

Auguste COMTE
(10, rue Monsieur-le-Prince)

P. S. — Mes affectueux hommages à votre excellente épouse.

XII

A **M.** le docteur **ROBINET**, à la Ferté-sous-Jouarre

Paris, le vendredi 5 Moïse 67

Mon cher disciple,

Je suis très touché des sentiments et des vœux exprimés, avec tant de cordialité, dans votre bonne lettre du 2, qui m'est seulement parvenue hier. Si vous aviez pu vous trouver à la réunion de lundi, vous auriez spécialement senti l'indication d'un nouveau point de vue, quant aux satisfactions patriotiques réservées aux positivistes, considérés comme dirigeant Paris vers sa grande et sainte destination. La patrie spirituelle a d'ailleurs cet avantage qu'il n'est point indispensable d'y résider pour en être réellement membre, pourvu qu'on se tienne toujours en pleine communauté de sentiments et de pensées avec ses vrais citoyens.

Vos nobles souhaits pour le positivisme recevront, j'espère, une pleine confirmation, du moins quant à la consistance des conversions, qui durent rester essentiellement provisoires, jusqu'à la récente terminaison de ma synthèse. J'ai lundi signalé le volume final comme devant bientôt épurer et raffermir le noyau régénérateur, plus que ne le fit la crise dictatoriale. Ceux qui subiront dignement cette dernière épreuve pourront seuls devenir les directeurs systématiques de l'ordre et du progrès, tandis que les autres retourneront aux oscillations empiriques entre l'anarchie et la rétrogradation.

Tout à vous,

Auguste COMTE
(10, rue Monsieur-le-Prince)

P. S. — Madame Robinet mérite mes remercîments spéciaux pour sa digne lettre à mon excellente Sophie, dont la réponse ne se trouve retardée que par son fils aîné, duquel dépend l'exécution matérielle. Je puis seul apprécier tout le bien que font de telles manifestations, surtout en dissipant la principale inquiétude de cette admirable femme qui, non moins humble que noble, craint secrètement de voir un jour sa filleule rougir d'elle. Rien ne peut mieux fortifier les assurances que je lui donne souvent sur l'excellente éducation de cet enfant, qui saura toujours apprécier le propre mérite de sa marraine, à travers les entraves de la situation et même de l'instruction.

XIII

A M. le docteur ROBINET, à la Ferté-sous-Jouarre

Paris, le mercredi matin, 24 Homère 67

Mon cher disciple,

Hier soir, M. Foley m'a lu la noble et touchante lettre qui répare, au-delà de toute prévision, une courte déviation, dont la reproduction est ainsi devenue impossible. J'éprouve le besoin de vous témoigner combien j'apprécie une conduite qui caractérise l'aptitude des positivistes à se perfectionner. C'est ainsi que les dignes âmes savent spontanément tirer, de leurs aberrations passagères, des moyens durables d'amélioration, inconnus à quiconque ne se sent jamais faillir.

Tout à vous,

Auguste COMTE
(10, rue Monsieur-le-Prince)

Mes affectueux hommages à votre excellente compagne.

XIV

A M. le docteur ROBINET, à la Ferté-sous-Jouarre

Paris, le mardi 2 Aristôte 67

Mon cher disciple,

L'admirable lettre que j'ai reçue hier a profondément ranimé la confiance et la satisfaction que m'inspire la libre subordination dont m'honorent des âmes d'élite. Ce sentiment habituel constitue ma principale récompense, et me fournit aussi le meilleur encouragement, en me poussant de plus en plus à mériter un tel ascendant. Quelques rares que soient jusqu'ici les vrais croyants, il s'y trouve assez de types éminents pour offrir une garantie décisive du prochain triomphe de la foi régénératrice. Votre excellente lettre confirme spécialement cette précieuse conviction, en terminant dignement l'épreuve difficile que vous avez spontanément subie. Nous devons finalement nous féliciter qu'un incident exceptionnel vous ait ainsi fourni l'occasion de manifester et de développer l'un des meilleurs attributs de votre noble nature.

J'ai souvent goûté la douceur et l'utilité du digne aveu d'une faute quelconque. Mais j'ai rarement trouvé cette disposition autour de moi, même chez mes meilleurs disciples, retenus sans doute par la crainte de donner ainsi trop de prise contre eux. Il faut se sentir vraiment énergique pour ne pas redouter les abus que peut susciter une telle soumission, qui ne permet qu'aux âmes fortes de mieux résister à de vicieuses prétentions, après avoir accompli toutes les justes confessions.

Ce que vous m'indiquez envers mon volume final me prouve que vous avez pleinement utilisé sa première lecture : le seul chapitre qui vous reste étant tout d'application, il ne saurait vous offrir aucune difficulté sérieuse. Vous faites un noble usage d'un tel ensemble, en compensant le présent par la contemplation de l'avenir et la vénération du passé. Mais, à mesure que vous apprécierez mieux la situation actuelle, vous deviendrez plus indulgent envers votre milieu, sans lui demander ce qu'il ne peut donner. La présente génération est radicalement sacrifiée, comme toutes celles où se renouvelle la foi dirigeante. Elle ne comporte d'autre service universel que de transmettre, avec quelques améliorations, le capital matériel de l'humanité, mais en aggravant l'altération chronique du trésor intellectuel et moral.

Un tel milieu ne comporte une vie pleine et digne que chez les âmes destinées à participer à la reconstruction spirituelle. Mais celles-là peuvent y trouver plus d'essor qu'en aucun autre temps, puisqu'une telle coopération ne pourra jamais se reproduire. Quoique ce concours permette plus d'activité que de bonheur, il procure déjà la satisfaction de se trouver dans l'état normal autant que le comporte un entourage anarchique et rétrograde, que les fondateurs de la vraie providence doivent excuser et plaindre sans le dédaigner.

En développant ce privilège général des véritables positivistes, vous avez spécialement l'avantage d'exercer la profession la plus propre à son essor. Malgré tous ses vices, l'office médical est aujourd'hui celui qui permet le mieux de transformer un métier en sacerdoce. Vous l'exercez d'abord sur un théâtre provisoire, indispensable, pour quelques années, à son installation décisive. Néanmoins, votre âge doit vous faire patiemment apprécier un tel préambule, qui vous rendra mieux apte au mode définitif. Il importe, en effet, que le noyau régénérateur se condense finalement dans la métropole humaine, où sa consistance devient plus grande, son action plus efficace et son exemple plus décisif.

Puisque vous avez profondément apprécié l'absorption nécessaire du fétichisme par le positivisme, je crois devoir vous indiquer ma récente conception sur le mode spécial d'une telle fusion. Cette exposition ne sera normalement accomplie que dans le premier volume de ma **Morale positive,** sauf l'ébauche verbale que j'aurai bientôt lieu d'en faire publiquement si l'on me laisse faire mon cours annoncé. Je ne l'ai suffisamment communiqué jusqu'ici qu'à M. Laffitte et n'en ai rien écrit encore à personne.

Au fond, cette difficulté consiste à bien distinguer le fétichisme de l'enfance et celui de la maturité. Dans le premier, le type humain est spontanément transporté partout avec ses trois attributs essentiels, sentiment, intelligence, activité. Le second doit systématiquement conserver les deux extrêmes, en supprimant le moyen, et d'ailleurs écartant, sous l'aspect corporel, la mobilité de composition à laquelle il se trouve constamment lié sans que nous puissions savoir comment. Quant à l'activité, son existence universelle est scientifiquement démontrée. C'est donc envers le sentiment seul, et par suite la volonté, mais aveugle, que la fiction s'introduit afin de mieux développer la sympathie et même la synthèse, du moins esthétique. Si la logique philosophique doit toujours s'interdire les hypothèses invérifiables, la logique morale et poétique a plus d'essor ; elle peut admettre celles qui ne sont pas contraires à l'ensemble des notions réelles. Or, certainement, on ne pourra jamais démontrer qu'un corps quelconque, et même une simple molécule, ne sent pas l'action subie, ou ne veut pas l'action exercée, quoique sans pouvoir l'apprécier ni la calculer.

Tel est donc le fétichisme le l'âge mûr, seul combinable avec le positivisme, dont il fournit intellectuellement le complément nécessaire, et moralement ou poétiquement, le bien général envers le monde inorganique, caractérisé surtout par le grand fétiche, la Terre, qui domine l'Humanité, destinée à la perfectionner. Afin de mieux harmoniser ces deux éléments du dualisme synthétique et sympathique, on peut pousser les privilèges de la liberté poétique jusqu'à feindre que la Terre fut **jadis** intelligente, ainsi que ses collègues planétaires, et qu'elle était alors douée, comme les corps pleinement vivants, de la mobilité de composition qui la rendait inhabitable pour l'homme et les animaux. Dans cet ancien état, elle concerta son activité de manière à perfectionner sa constitution astronomique autant que le comportait sa raison, en vue d'instituer une situation compatible avec le développement ultérieur de l'Humanité, dont ce grand fétiche avait prévu l'avènement.

On peut ainsi satisfaire, en la réglant, notre incurable curiosité sur la création. La création absolue, où tout viendrait de rien, doit être finalement écartée comme incompatible avec l'ensemble des connaissances réelles, d'après lequel nous ne pouvons concevoir un gramme de matière vraiment introduit ou supprimé. Mais la création relative, où l'on se borne à déduire l'ordre actuel d'un état antérieur, ne cessera jamais d'occuper notre imagination, qui peut ainsi s'y contenter, avec profit pour la morale et l'art, sans aucun danger théorique.

Voilà comment l'évolution individuelle passera définitivement du fétichisme spontané, prolongé jusqu'à la puberté, vers le fétichisme systématique, que le positivisme consacre relativement à la nature **morte**, c'est-à-dire ayant cessé de **vivre** pleinement. L'enfant n'a d'autre amendement à concevoir que de supprimer l'intelligence, ainsi que la composition mobile, en conservant partout le sentiment et l'activité, devenus aveugles, mais restés volontaires, quand la composition devient fixe. Tous les besoins de la morale et de la poésie se trouvent ainsi respectés, sans que les conditions théoriques subissent aucune altération, aux yeux de quiconque a renoncé franchement aux synthèses absolues pour la synthèse vraiment relative.

Tout à vous,

Auguste COMTE
(10, rue Monsieur-le-Prince)

P. S. — J'admire et je goûte, mais sans étonnement, la conformité d'adhésion que vous m'annoncez chez votre digne compagne. En lui transmettant les affectueux remercîments de mon excellente Sophie, je suis spécialement chargé de témoigner combien Mme. Martin est touchée de la noble lettre qu'elle a récemment reçue. Ayant moi-même lu cette admirable manifestation, j'éprouve le besoin d'indiquer ma vénération pour une démarche non moins honorable, et même profitable, à sa source qu'à sa destination, et qui me prouve la profondeur inespérée des convictions capables de **régénérer** ainsi les mœurs privées.

XV

A M. ROBINET, à la Ferté-sous-Jouarre

Paris, le Dimanche 28 Shakespeare 67

Mon cher disciple,

Votre montre m'etant enfin rendue, j'ai déjà reconnu qu'elle s'arrête très souvent par suite du frottement de l'aiguille des secondes sur celle des heures. En la renvoyant au réparateur, je craindrais que vous en fussiez encore privé plusieurs mois sans plus d'efficacité. Veuillez donc m'indiquer ce qu'il en faut faire; et, si je dois vous l'expédier, marquez-m'en le mode avec précision.

Tout à vous,

Auguste COMTE
(10, rue Monsieur-le-Prince)

XVI

A M. le docteur ROBINET, à la Ferté-sous-Jouarre

Paris, le Samedi 6 Bichat 67

Mon cher disciple,

M. Foley dut, hier matin, vous renvoyer, à ma prière, les trois cents francs qu'il était venu, jeudi soir, m'apporter en votre nom. Quelque déplorable que soit ma situation actuelle, par suite de l'insuffisance notable du subside positiviste en 1855, vos propres affaires sont trop embarrassées pour que je puisse accepter, même comme avance, un tel envoi, quand vous avez, cette année, déjà fait à mon égard des sacrifices dont je connais l'admirable exagération. Mais les motifs mêmes de mon juste refus m'imposent la douce obligation de vous témoigner spécialement combien j'apprécie cette touchante confirmation de l'excellence, tant constatée à mes yeux, de votre noble cœur. La position de M. de Constant m'a permis d'accepter une large anticipation qu'il m'avait généreusement proposée

sur la portion dont il dispose d'ans mon subside hollan-
dais pour 1856. Cette précieuse remise me fait immédiatement éviter l'extrémité grossière à laquelle je me
trouvais réduit, et que j'aurais désiré vous cacher, a-
fin de vous épargner une affliction sans résultat.

Tout à vous,

Auguste COMTE
(10, rue Monsieur-le-Prince)

XVII

A M. le docteur ROBINET, à la Ferté-sous-Jouarre

Paris, le Samedi 27 Bichat 67

Mon cher disciple,

Je viens d'achever mon testament, que j'ai remis
lundi 24 décembre à M. Laffitte, son dépositaire per-
pétuel. Vous ayant choisi pour l'un de mes treize exécuteurs testamentaires, je vous invite à prendre connaissance de cet acte chez M. Laffitte, afin que vous
puissiez sciemment décider si vous acceptez ou refusez
un tel office. En cas d'acceptation, vous aurez ensuite la
faculté de copier cette pièce, à votre seul usage.

Tout à vous,

Auguste COMTE
(10, rue Monsieur-le-Prince)

XVIII

A M. le docteur **ROBINET**, à la Ferté-sous-Jouarre

Paris, le Jeudi 3 Moïse 68

Mon cher disciple,

Je suis extrêmement touché des sentiments et des vœux que la solennité d'avant-hier vous a conduit à m'exprimer, et dont la pleine sincérité m'est tant prouvée depuis longtemps. La participation qu'y prend votre excellente Marie mérite ma gratitude spéciale, car je sens profondément le prix d'une telle disciple. Une doctrine qui spontanément obtient de pareils dévouements est assurée de son avènement social, que déjà les âmes d'élite commencent à réaliser au milieu de l'anarchie universelle qu'elles doivent bientôt dominer.

Votre noble acceptation immédiate de l'office que je vous ai proposé pour mon Testament me touche sans m'étonner, d'après les dispositions sympathiques et vénérantes que je vous connais. Mais, quoique tous les exécuteurs testamentaires que j'ai choisis soient plus ou moins animés d'une semblable confiance, je désire que chacun d'eux n'accepte définitivement cette mission que quand il aura pris suffisamment connaissance de ce document exceptionnel. Afin de vous faciliter le prompt accomplissement de cette condition malgré les obstacles propres à votre situation, j'ai spécialement autorisé M. Laffitte, par une exception ainsi motivée, à vous porter cette pièce dans sa prochaine visite à La Ferté. Le même motif s'appliquant à M. de Capellen, le meilleur mode de cette communication con-

sisterait en ce que M. Laffitte vous en fit une lecture
commune, spécialement concertée entre, vous trois.
Pour aller au-devant d'une sollicitude très naturelle et
fort légitime, j'ai permis que cette lecture se fît en
présence de Mme. Robinet et de Mme. de Capellen,
qui méritent une exception que je ne devrais point ac-
corder envers des ménages moins unis.

Tout à vous,

Auguste COMTE
(10, rue Monsieur-le-Prince)

*Au debut du mois d'Homère 58, Auguste Comte
écrivit au docteur Robinet; mais sur l'enveloppe, qui
renfermait cette lettre et qui porte le timbre de la poste
du 31 janvier 1856, on lit ce qui suit:*

1 lettre disparue.

(*Note de l'éditeur*)

XIX

A M. ROBINET, à la Ferté-sous-Jouarre

Paris, le Samedi matin 12 Aristôte 68

Mon cher disciple,

Réparant mon oubli de jeudi, je vous fais spécialement savoir qu'un loisir exceptionnel m'a permis Lundi d'accomplir la rédaction, profondément pénible,
mais strictement nécessaire, que je vous avais promise, avant l'equinoxe, d'après votre précieux conseil.
M. Laffitte a lu, le soir même, l'inscription de l'enve-

loppe triplement scellée où je venais de renfermer cette **Addition secrète au Testament d'Auguste Comte.** Avant de clore la déclaration fatale, je l'ai complètement lue à Sophie, qui l'a spontanément trouvée conforme à ma confidence verbale; et j'ai, le lendemain, ajouté quelques lignes au Testament pour annoncer l'accomplissement de cette opération qui, selon toute apparence, deviendra finalement inutile.

Tout à vous,

Auguste COMTE
(10, rue Monsieur-le-Prince)

XX

A M. E. ROBINET, à la Ferté-sous-Jouarre

Paris (10, rue Monsieur-le-Prince),
le mercredi 7 Dante 69

Mon cher disciple,

Je suis profondément touché de la charmante proposition filiale à laquelle est entièrement consacrée votre lettre d'hier, reçue ce matin; mais j'espère vous faire aisément comprendre que je ne puis aucunement l'accepter. Vous avez peut-être confondu la présente année, où je n'écris rien, avec mon chômage de 1855. où j'étais personnellement disponible; les deux cas sont très différents. En 1855, je venais d'achever mon principal ouvrage, sans être encore préoccupé de ma construction complémentaire; em 1857, le tome initial de celle-ci se trouve déjà publié, de façon à me tenir en travail continu, sous divers modes, jusqu'à ce que mon œuvre finale soit entièrement terminée; en sorte que je ne deviendrai vraiment libre qu'en 1862. La présente année est scrupuleusement vouée à la grande préparation méditative qu'exigent les deux tomes de ma **Morale positive**, et je ne puis rien distraire volontairement de ce temps sacré, qui ne peut plus avoir de compensation. Si le chagrin et la maladie ont notablement altéré, pendant quelques semaines, sans jamais la suspendre, cette intime élaboration, ce n'est pas une raison pour que la joie et la convalescence y joignent de nouveaux dérangements.

Fais ce que dois, advienne que pourra, constitue le noble lien général de la morale positive à celle du moyen-âge. Mon grand ouvrage actuel étant le dernier de tous, les diverses imperfections quelconques y deviennent fatalement irréparables. Je suis donc responsable envers la Postérité de toutes celles que pourrait éviter un plus austère emploi de mon temps.

Pour vous mieux indiquer l'étendue et l'inflexibilité de ce devoir, il me suffira de vous informer que, dès le début de cette année, j'ai systématiquement retiré la promesse inconsidérée qu'un zèle spontané m'inspira d'une visite à mon vieux père en août 1857, quand je pris, en 1855, l'heureuse initiative de notre irrévocable réconciliation. J'ai formellement ajourné ce voyage jusqu'en 1862, où ma construction finale sera complètement publiée, quoique j'aie tout lieu de craindre que mon vénérable père ait alors cessé de vivre. Il m'est donc impossible d'accepter auparavant aucune autre diversion quelconque, même d'un jour ou deux : en sorte que j'ai pareillement remis à 1862 la visite projetée depuis plusieurs années à l'éminent triumvir Hadery, ce qui me dispense d'insister davantage sur votre filiale proposition.

Ayant cordialement accepté le noble dévouement médical que vous m'avez dignement offert dans votre touchante visite du 20 juin, j'y dois aujourd'hui faire

directement appel, parce que j'ai radicalement épuisé
toutes les ressources dont je pouvais spontanément
m'aviser, avec l'incomparable assistance de ma fille
adoptive. L'inflammation du bas-ventre, qui d'abord
siégea surtout dans le colon, me semble finalement
devenue essentiellement propre à la vessie; mais l'a-
mélioration obtenue est déjà notable, depuis quelques
jours, sous les deux aspects. J'ai principalement recou-
vré la pleine activité normale de ma grande préparation méditative, et mon état continu d'enthousiasme
altruiste. Mais j'ai surtout besoin de causer avec vous,
aussitôt que vous le pourrez sans trop de dérangement,
sur la gastrite sympathiquement émanée de la mu-
queuse inférieure, et que j'ai vicieusement surchargée
d'une gastrite idiopathique en prolongeant mal à propos
l'usage de la limonade dans un estomac qui répugne à la
la moindre acidité. C'est principalement ainsi que je
suis contraint de suivre une diète très sévère, qui me
maigrit et m'affaiblit: hier, ma nourriture consista seulement en trois verres de lait et deux verres de bouil-
lon; vos dévoués conseils synthétiques peuvent seuls
me procurer uns issue plus rapide, pour une perturbation déjà persistante depuis près de six semaines (à
partir du 13 juin) quoique l'amélioration soit maintenant prononcée.

En vous félicitant, mon bien-amé disciple, de toujours croîre en

Véneration et Dévouement,

j'offre à votre digne épouse

Respect et Sympathie.

Auguste COMTE

P. S. — Voici le reçu correspondant au billet inclus
dans votre lettre d'hier.

Le reçu, annoncé dans cette dernière lettre, consiste dans une formule imprimée dont voici le libellé :

Vivre pour autrui : la Famille, la Patrie, l'Humanité

Reçu de M. et Mme. Robinet la somme de cent francs pour la souscription publique destinée à soutenir mon existence matérielle.

Paris le 22 Juillet 1857

Le fondateur de la Religion de l'Humanité

Auguste COMTE
(10, rue Monsieur-le-Prince)

Né à Montpellier, le 19 Janvier 1798.

TROISIÈME PARTIE

LA MALADIE ET LA MORT D'AUGUSTE COMTE

Les premiers symptômes de la maladie à laquelle Auguste Comte a succombé remontent à la fin du mois de mai 1857. Ils coïncidèrent avec la douloureuse émotion que lui causa la mort inopinée de son ami Vieillard et l'extrême fatigue qu'il éprouva, le jour de ses obsèques, exactement le 21 mai. Cette fatigue résulta du fait qu'Auguste Comte se rendit d'abord, à pied, de la rue Monsieur-le-Prince au domicile mortuaire, rue Blanche, et de là, à pied également, au cimetière du Père-Lachaise, en faisant un détour inutile vers l'eglise Saint Louis d'Antin. Le convoi devait, eh effet, primitivement, se rendre à cette église; mais, à l'insu d'Auguste Comte, trop tardivement arrivé pour la levée du corps, la famille, se ravisant, l'avait immédiatement fait diriger, sans l'assistance d'aucun clergé, vers la nécropole de l'Est où, conformément aux volontés du défunt, il fut inhumé dans la fosse commune.

La lettre ci-dessous reproduite, ultérieurement adressée au docteur Robinet par le Capitaine Anfrie, qui tint compagnie à Auguste Comte durant la dernière partie du trajet que je viens de retracer, donne, relativement à cet épisode, des renseignements détaillés et précis:

      " Oran, le 16 Saint-Paul 71 (5 juin 1859)

    " Monsieur et honoré Confrère,

     " Je m'empresse de répondre à l'appel que vous
" m'avez fait, en regrettant toutefois de ne pou-
" voir vous fournir que quelques renseignements

" bien incomplets. Ainsi que vous le dites dans vo-
" tre lettre, j'assistai aux funérailles de M. Vieil-
" lard, qui avait été camarade de collège et d'éco-
" le de mon beau-père et que j'avais eu ainsi oc-
" casion de connaître. Je savais l'attachement de
" notre auguste Maître pour lui et je pensais bien
" le trouver au convoi funèbre. Après l'avoir long-
" temps cherché en vain, je désespérais de le voir
" quand, le cortège ayant déjà disparu, je l'aper-
" çus qui suivait une direction tout opposée. J'allai
" à lui et l'abordai. Alors il me dit qu'on lui avait
" offert une place dans une des voitures du cortè-
" ge, mais qu'il ne l'avait point acceptée, le corps
" du défunt devant être conduit à l'église. Je lui
" appris alors que, bien que M. Vieillard n'eut
" pas voulu à ses derniers moments recevoir l'as-
" sistance d'un prêtre, malgré les instances réité-
" rées de l'Empereur, qui était accouru de Fon-
" tainebleau, aussitôt qu'il avait appris l'état
" désespéré de son ami, les lettres de faire part in-
" diquaient, en effet, que le service funèbre serait
" célébré à l'église (Saint-Louis, je crois); mais
" que la volonté dernière du défunt n'en avait pas
" moins été respectée et que le convoi se dirigeait
" directement vers le cimetière du Père-Lachaise,
" n'etant escorté d'aucun membre du clergé.
" Comment il se faisait que les lettres portaient
" l'indication dont je vous ai parlé ci-dessus et ce
" qui était survenu depuis pour qu'elle ait été
" mise de côté, j'en étais réduit aux conjectures;
" et depuis, je n'ai pas cherché à éclaircir ces dif-
" férents points.

" Nous nous acheminâmes vers le cimetière du
" Père-Lachaise en nous entretenant du défunt
" et notamment de ses derniers moments. Au-
" guste Comte l'appreciait à sa juste valeur. Il
" lui tenait un grand compte d'avoir été le seul
" sénateur qui eût voté contre l'Empire, malgré
" les liens d'amitié qui l'unissaient à Louis-Na-
" poléon. C'était grâce à son intervention que
" les cours de 1849, 1850 et 1851 avaient pu avoir

" lieu. C'est à lui qu'il s'était adressé pour faire
" obtenir à M. Segond la place de bibliothécaire
" à la Faculté de Médecine de Paris. M. Vieil-
" lard avait bien voulu lui demander comment on
" pourrait réparer la spoliation commise à son
" égard. Toutefois, il n'avait jamais concouru au
" subside positiviste. L'assistance qu'il avait ac-
" cordée au positivisme aurait pu être plus active.
" En un mot, M. Vieillard avait suivi avec inté-
" rêt les développements du Positivisme, mais il
" était loin d'être un positiviste complet ; et notre
" auguste Maître, tout en lui rendant une com-
" plète justice, ne se faisait aucune illusion sur
" le caractère de celui qu'il désignait comme le
" Patron du Positivisme. Auguste Comte n'en re-
" gardait pas moins M. Vieillard comme un ami
" et fut très sensible à sa perte. Je pus, pendant
" toute la durée de notre trajet, de la rue Saint-
" Lazare au cimetière, observer l'émotion profon-
" de qu'il ressentait.

" Nous étions en marche depuis quelque temps,
" lorsque je le vis s'essuyer le front. La journée
" était chaude. Je me hasardai timidement à dire
" qu'il serait heureux que nous rencontrions une
" voiture. Il me répondit que souvent il faisait
" une course aussi longue. Je ne crus pas devoir
" insister. Nous ne connaissions ni l'un ni l'autre
" très bien le chemin. Nous ne dûmes pas pren-
" dre le plus court, car je trouvai la course passa-
" blement longue. Arrivés au cimetière quelque
" temps après le convoi funèbre, ce ne fut qu'a-
" près avoir arpenté en tous sens cet immense
" dédale que nous parvînmes à l'endroit où devait
" être déposé le défunt. Notre cher Maître au-
" rait beaucoup désiré entendre les discours pro-
" noncés sur la tombe. Aussi, quoique déjà bien
" fatigués, nous avions hâté le pas dans la der-
" nière partie de notre course. Nous n'entendîmes
" que les dernières paroles d'adieu. Après quelques
" moments d'un pieux recueillement, Auguste
" Comte examina attentivement les lieux et me

" dit qu'il lui serait facile de les retrouver, se
" promettant d'y revenir bientôt.

" C'était pour accompagner son ami jusqu'à sa
" dernière demeure que notre vénéré Maître
" avait fait cette longue course. Aussi ne fut-il
" que peu contrarié du contretemps qui l'avait
" empêché d'entendre les discours prononcés sur
" la tombe. Il pensait d'ailleurs que M. Vieillard
" n'y avait pu être convenablement apprécié et
" que, notamment, on avait dû passer sous silen-
" ce l'énergie de convictions et de -caractère
" qu'il avait montrée à ses derniers moments et
" dont il ne l'avait peut-être pas cru capable.
" Aussi se promettait-il de signaler cette digne
" fin dans sa prochaine circulaire annuelle, en at-
" tendant qu'une occasion plus favorable se pré-
" sentât. La mort l'en a empêché. Vous compre-
" nez maintenant pourquoi je me suis étendu un
" peu longuement sur M. Vieillard. Ce qu'Augus-
" te Comte se proposait de faire, il vous appar-
" tient de l'accomplir épisodiquement, lorsque
" vous parlerez de l'un des évènements qui ont
" hâté la mort de celui que nous regrettons tous. L'
" extrême fatigue d'une journée passée dans l'ac-
" complissement d'un pieux devoir, jointe à l'é-
" motion profonde résultée de la perte imprévue
" de son plus ancien ami a, je n'en doute pas,
" contribué à développer notablement la maladie
" qui nous l'a enlevé.

" Pour compléter les renseignements qui pré-
" cèdent, je vous donne communication de la
" lettre qu'il m'écrivit (je vous prie de me la re-
" tourner aussitôt que vous le pourrez). Ma der-
" nière lettre n'a point eu de réponse. Quand el-
" le arriva à Paris, notre auguste Maître avait
" cessé d'exister.

" Le temps me manque pour vous parler de la
" manière remarquable dont Auguste Comte fit
" le cours de calcul différentiel à l'Ecole et de
" l'immense réprobation qui accueillit les pre-
" mières leçons de M. Duhamel. Une autre fois,

" si l'occasion s'en présente, je vous en dirai quel-
" ques mots.

" Veuillez recevoir, Monsieur et honoré Con-
" frère, l'assurance de mes sentiments affectueux
" et dévoués.

Ch. Anfrie,

Capitaine du Génie à Oran."

Déjà débilité par son régime presque ascétique, Auguste Comte dut rentrer hâtivement en voiture à son domicile, où, exténué, pris de frissons, il présenta les symptômes d'un sérieux embarras gastro-intestinal fébrile.

Cet état pathologique, accompagné d'insomnies et d'agitation, demeura quelque temps stationnaire; mais il s'aggrava brusquement, le 13 juin. Alors, les troubles intestinaux s'accentuèrent; la fièvre devint ardente; un ictère très prononcé se déclara, le tout provoqué, crut Auguste Comte, par la violente indignation que lui avaient fait éprouver la publication de l'**Exposition, abrégée et populaire, de la philosophie et de la religion positives,** par Célestin de Blignières, et, davàntage encore, une lettre grossière du même auteur.

Puis une rémission se produisit et, dans une longue lettre à Hadery du 20 Charlemagne 69 (7 juillet 1857) (1) Auguste Comte analysait son cas comme il suit:

" Votre excellente lettre de vendredi, reçue di-
" manche, a noblement soulagé les chagrins su-
" scités par l'indigne conduite récente d'un faux
" disciple. Le trouble cérébral ainsi surgi ne m'
" aurait pas produit une naissante inflammation
" du bas-ventre s'il ne m'était malheuresement

---

(1) In **Correspondance inédite,** 2.ᵉ série, page 387.

" survenu dans un moment où j'étais spéciale-
" ment impressionable, d'après la crise naturelle-
" ment résultée de la mort imprévue du Séna-
" teur Vieillard, mon plus ancien adhérent, qui
" seul avait scrupuleusement suivi l'ensemble de
" ma carrière, à partir de mon opuscule fonda-
" mental, en 1822. Quoique j'aie traité cette per-
" turbation physique sans aucune intervention
" médicale, je suis maintenant en pleine guéri-
" son, sauf que je dois encore prolonger un peu
" la sévère diète qui m'a principalement servi,
" malgré qu'elle fasse naturellement durer la
" maigreur, la faiblesse et la pâleur survenues.
" J'espère que demain sera le dernier mercredi
" dans lequel je serai, par exception, forcé de fai-
" re en voiture la sainte visite ordinaire que j'ac-
" complis ordinairement à pied et dont je me suis
" fatalement privé, pour la première fois, le 17
" juin. Ma grande préparation méditative a déjà
" repris son activité normale, notablement alté-
" rée pendant trois semaines .. "

Après une nouvelle diatribe contre de Blignières, la lettre se termine, en effet, par de hautes considerations philosophiques et politiques sur l'état contemporain de la société.

Malheureusement, l'optimisme d'Auguste Comte n'était pas justifié par les constatations objectives de son entourage immédiat; car, le 20 juillet, Pierre Laffitte écrivait au docteur Robinet:

* * * * * * * * * * * * * *

" La santé de M. Comte ne se rétablit pas, sans
" que cependant le mal empire. Il continue tou-
" jours á maigrir. D'après ce que m'a dit Sophie,

" ses urines sont très chargées ; il se forme une
" sorte de dépôt huileux. Les selles sont noirâtres.
" L'appétit ne revient pas du tout. Il se tient à une
" diète très sévère. Pendant plusieurs jours, il a
" vécu de deux bouillons par jour.

" Je désirerais bien, si c'était possible et conve-
" nable, qu'il se soumît à une médication plus ac-
" tive qui fît cesser cette stagnation. Du reste, le
" cerveau libre, il a repris le cours de ses médita-
" tions, un moment interrompues par la triste af-
" faire qui a si tristement aggravé son état physi-
" que.

" M. Comte a pris sur lui de s'astreindre, pen-
" dant quelques jours, à de légères promenades
" pour tâcher de ranimer l'appétit, mais sans ré-
" sultat.

" En résumé, stagnation sans aggravation. "

.   .   .   .

Hélas ! cette aggravation se produisit soudain, le 26
juillet ; elle se manifesta sous la forme d'un vomissement de sang pur de plus d'un demi-litre, suivi d'un
soulagement momentané, qui inclina le malade à con-
sidérer ce sinistre avertissement comme un symptôme
favorable.

Naturellement, cette naïve illusion ne fut pas parta-
gée par les docteurs Audiffrent, de Montègre, Robinet et Segond, disciples d'Auguste Comte, dont il sol-
licita les avis en cette occurrence, sans vouloir accepter une consultation des docteurs Gendrin et Cruve-
lhier, que le docteur Robinet proposa, et l'alarme se
répandit parmi tous ceux qui s'intéressaient à sa santé, au point que Littré écrivit au docteur Robinet :

" Paris, le 31 juillet 1857

" **Monsieur,**

" Ayant appris que M. Comte était malade, je
" suis allé chez lui et là, j'ai su de sa bonne qu'il

" avait eu une hématémèse qui l'avait jeté dans
" une grande faiblesse. Cet accident, toujours
" grave en soi, m'a beaucoup inquiété, venant à
" la suite d'un dérangement prolongé des fonc-
" tions digestives. Je sais que vous avez été fort
" inquiet de votre côté, et pour des médecins, il
" ne peut y avoir de doute là-dessus; il ne peut
" y en avoir, non plus, sur la nécessité de veiller
" de près à de pareils accidents. Votre dévouement
" pour le malade, la confiance qu'il a en vous
" sont connus de tous; mais vous êtes à quinze
" lieues de distance. Je n'ai pas besoin de rappel-
" ler à un médecin la responsabilité médicale;
" tous ceux qui tiennent à M. Comte par des liens
" divers et qui ne peuvent approcher de lui ver-
" raient avec une bien grande satisfaction que
" vous usiez de la confiance qu'il a en vous pour
" mettre auprès de lui un médecin qui vous sup-
" pléerait pendant vos absences forcées. Je n'ai pas
" besoin de m'excuser auprès de vous de l'initiati-
" ve que je prends; la situation est sérieuse pour
" vous comme pour nous.
" Agréez, Monsieur, l'assurance de toute ma
" considération.

E. Littré. "

" P. S. — Je vous serais bien obligé de me don-
" ner des nouvelles du malade; mon adresse est:

à Mesnil,
par Maisons-Laffitte,
(Seine-et-Oise). "

Le docteur Robinet répondit en ces termes:

" La Ferté-sous-Jouarre (Seine-et-Marne)
" 1.er août 1857

" **Monsieur,**

" Je m'empresse de répondre à votre honorée
" du 31 courant.
" La santé de M. Comte a, en effet, été très
" altérée et sa vie même, je crois, compromise

" dans ces derniers temps. Mais nous pouvons
" espérer, il me semble, aujourd'hui, qu'il ne tar-
" dera point à se rétablir. Sa maladie ne reconnai-
" sant pour cause aucune altération d'organe ir-
" rémédiable, mais plutôt un dérangement fonc-
" tionnel provoqué par l'influence combinée de
" perturbations physiques et morales, on peut
" espérer, je crois, qu'un régime convenable
" triomphera définitivement de cet orage passa-
" ger. — Le vomissement de sang et les selles
" noirâtres qui nous ont tant inquiétés doivent
" être, ce me semble, considérés plutôt comme
" une crise salutaire que comme un accident fu-
" neste. Le danger était que l'hémorragie ne per-
" sistât ou ne se renouvelât, ce qui n'a pas eu
" lieu jusqu'ici. — Un autre danger était aussi
" que M. Comte ne persévérât trop longtemps
" dans la diète qu'il s'était imposée et qui l'au-
" rait réduit bientôt à un état de faiblesse irré-
" médiable ! Mais j'apprends aujourd'hui que les
" bons avis le notre confrère M. de Montègre, et
" peut-être aussi mes instances à ce sujet, ont
" triomphé, avec succès, de sa résistance. — Es-
" pérons donc, Monsieur, comme je le disais plus
" haut, que tous les accidents congestifs et hé-
" morragiques ayant cessé, un régime approprié
" suffira désormais pour ramener graduellement
" à son état antérieur cette si précieuse existence.

" Veuillez maintenant me permettre quelques
" observations : je crois avoir, par nature et par
" expérience, un sentiment assez délicat de la
" responsabilité médicale (cette épée de Damo-
" clès du praticien consciencieux !) pour ne de-
" voir me reprocher encore, même dans les plus
" simples cas, d'avoir compromis la vie de mes
" semblables par la présomption et le funeste
" entêtement qu'on doit déplorer chez quelques
" médecins. Je vous laisse à penser si, dans une
" circonstance aussi grave, j'ai pu me laisser
" aveugler par un coupable orgueil ? — Tout infi-
" me que je sois, Monsieur, dans les rangs du

" Peuple positiviste, je sens autant que pas un
" tout le prix qui s'attache à la longévité de ce
" Maitre bien-aimé, que j'affectionne comme le
" meilleur des pères. Je sais aussi qu'une sem-
" blable existence appartient avant tout à l'Hu-
" manité ! — J'ai donc eu aussitôt que vous la
" pensée de la garantir et de l'abriter sous les
" auspices de ceux que la renommée proclame
" comme les arbitres de notre art si difficile et si
" ingrat. Mais les déclarations formelles de M.
" Comte lui-même ne m'ont point permis ce re-
" fuge : il n'a voulu d'aucun médecin, et mes
" avis ne l'ont, je crois, que bien peu guidé. —
" Mes visites ont donc été celles d'un fils et d'un
" disciple et j'ai dû me borner à prier M. Laffit-
" te de faire auprès de notre bon confrère M. de
" Montègre, les démarches nécessaires pour qu'il
" assistât autant que possible notre vénéré Mai-
" tre dans cette perplexe et douloureuse situa-
" tion.
" Ces explications suffiront, je l'espère, Mon-
" sieur, pour me décharger auprès de vous du
" soupçon d'une présomption qui, vu la circon-
" stance, n'aurait été rien moins que criminelle.
" Veuillez recevoir, l'expression de ma consi-
" dération distinguée.

Robinet. "

Mais le docteur Robinet, à qui Pierre Laffitte en-
voyait un bulletin journalier de la santé d'Auguste
Comte, reçut de lui cette lettre, qui ne lui permis pas
de conserver la confiance que respirait sa première
réponse :

" Paris, dimanche 2 août 1857

" **Mon cher Ami,**

" M. de Montègre a vu aujourd'hui M. Comte
" et malheureusement, il juge son état très gra-
" -ve. Sans déclarer que l'état de M. Comte soit

" désespéré, il pense qu'il se sortira difficilement
" de cette situation ; il craint surtout que les vo-
" missemens de sang ne reviennent toutes les fois
" qu'il fera des tentatives pour prendre des ali-
" mens solides — du reste, je dois vous dire que
" les selles de couleur noire ont reparu aujourd'
" hui ; il a eu, dans la nuit de semedi à dimanche,
" de la fièvre ; mais il a dormi 6 heures.

" M. de Montègre pense qu'il y a engorgement
" aqueux à l'abdomen ; les pieds sont, pense-t-il,
" un peu gonflés.

" M. Comte mangera un peu de poulet ce
" soir ; du reste, il ne désire plus rester seul et il
" admet facilemente et avec plaisir les visites,
" pourvu qu'elles soient courtes. Malgré tout,
" comme M. de Montègre n'avait pas vu M.
" Comte depuis un mois, je crois que son pronos-
" tic est trop sombre, car il me semble que M.
" Comte est mieux qu'au commencement de la
" semaine dernière. M. de Montègre n'a pu faire
" la comparaison et a dû être seulement frappé
" de l'état actuel. Mais ce sont là de simples im-
" pressions d'un homme peu compétent et j'ai dû
" vous transmettre l'appréciation de M. de Mon-
" tègre, habitué de longue date à apprécier de
" telles maladies. M. Comte, lui, personnelle-
" ment, se juge au début d'une très longue con-
" valescence.

" Je vous tiendrai exactement au courant de
" l'état de M. Comte. L'appréciation de M. de
" Montègre m'a mis la mort dans l'âme.

De cœur,

P. Laffitte,
23, rue Racine."

" Il a un peu de fièvre aujourd'hui. La douleur
" à l'abdomen est très faible ; il continue à pren-
" dre avec plaisir son eau sucrée et rougie. "

En conséquence, rectifiant ses appréciations du 1.er août, le docteur Robinet écrivit de nouveau à Littré :

" 3 Août 1857

" Monsieur,

" Je reçois ce matin de M. Laffitte une lettre
" qui ne permet point d'entretenir les espérances
" que je vous exprimais dans ma dernière au su-
" jet du rétablissement de M. Comte. Sa situa-
" tion, qui semblait s'ameliorer depuis quelques
" jours, est aujourd'hui fort grave, au dire de
" M. de Montègre. N'ayant jamais été à même
" de faire un examen sérieux du malade ou de re-
" cueillir des renseignements suffisants, je n'a-
" vais jugé de l'état de M. Comte que d'après
" les lettres de Laffitte et d'après les souvenirs
" que je conservais de mes deux visites antérieu-
" res ; mon opinion se trouvait donc basée sur
" des desirs plutôt que sur des faits, et je dois,
" hélas ! la retirer, en présence des appréciations
" mieux fondées de notre confrére.

" Veuillez m'excuser et recevoir l'expression
" de ma haute considération.

Robinet. "

Puis une nouvelle amélioration apparente se produisit.

Auguste Comte absorba graduellement une nourriture légère et la digéra ; il se leva, reçut des visites et, avec l'indomptable énergie qu l'a toujours caractérisé, il se remit à ses méditations habituelles. Il reprit aussi sa correspondance et la partie philosophique des lettres qu'il écrivit, pendant les trois dernières semaines du mois d'août 1857, à Papot, Hadery, de Tholouze,

Pierre Laffitte, de Constant et Audiffrent (1) atteste que l'extraordinaire vigueur mentale de cet inlassable penseur n'avait subi aucune dépression.

" L'état moral de M. Comte est excellent; il a bon visage et cause avec plaisir", écrivait Pierre Laffitte au docteur Robinet, le 7 août 1857; et, moins inquiet, il partit en vacances à Cadillac.

Abusé par sa théorie de la maladie exposée dans ses lettres de 1854-1855 au Docteur Audiffrent (2), Auguste Comte se regardait comme en pleine convalescence; il estimait seulement que cette convalescence serait très longue, en raison de son extrême faiblesse.

Le 7 août, il écrivait à Papot:

> " La grave maladie que je viens de subir a
> " maintenant atteint la vraie convalescence.

> . . . .

> " Il ne me reste que l'extrême faiblesse phy-
> " sique naturellement due à la sèvére diète d'a-
> " près laquelle j'ai seul dirigé le traitement,
> " spontanément terminé par un copieux vomisse-
> " ment de sang, accompli sans effort ni douleur, en
> " quelques minutes, le dimanche 26 juillet, d'où
> " date le commencement du retour à mon état nor-
> " mal. "

Le 9 août, il signalait de nouveau au baron Constant sa funeste hématémèse comme "une crise décisive" et il ajoutait:

> "En acceptant le généreux dévouement médi-
> " cal de M. Robinet, je me suis ouvertement ré-
> " servé la surintendance du traitement. Au fond,

(1) V. ces lettres dans la **Correspondance inédite:** Paris, 1903-1904, et **Lettres d'Auguste Comte à divers,** I, 1904.
(2) Consulter spécialement, en outre, sa 89.ᵉ lettre au même, in **Lettres d'Auguste Comte à divers,** publiées par les Exécuteurs testamentaires, I, 1ère partie, p. 411-12.

"il ne m'a réellement fait qu'une consultation,
"dont j'ai successivement écarté toutes les par-
"ties après une courte épreuve, en sorte que je
"suis seul responsabde!"

Le 9 août encore, il tenait le même langage à Hadery, à qui il écrivait le 18:

"Tous deux, (Audiffrent et Wistanley) sont
"convaincus, d'après moi, que si je n'avais pas
"seul traité cette maladie, j'aurais probablement
"succombé sous le joug d'un médecin quelcon-
"que. Finalement émancipé de la médecine, com-
"me je l'avais successivement été de la théologie,
"de la métaphysique et même de la science, j'ins-
"titue à mes risques, et suivant ma mission fon-.
"damentale, un type décisif des mœurs norma-
"les, en gardant de chacune de ces quatre tutel-
"les provisoires ce qu'elle a de vraiment incor-
"porable au positivisme. Quand l'education en-
"cyclopédique aura partout répandu les sai-
"nes notions générales sur la nature humaine,
"tout malade suffisamment éclairé deviendra son
"meilleur médecin, si sa raison reste pleinement
"intacte; dans le cas actuel, le plus grand trou-
"ble corporel ne m'a jamais suscité le moindre
"mal de tête. Jusqu'à ce que le sacerdoce ait ir-
"révocablemente absorbé la médecine, les doc-
"teurs de profession ne seront alors consultés
"qu'envers **les renseignements spéciaux** qui con-
"cernent les symptômes et les moyens, sans ja-
"mais diriger l'ensemble d'un traitement qu'ils
"ne peuvent aucunement saisir."

On retrouve, dans des termes souvent identiques, les
mêmes affirmations et le même espoir d'une guérison
complète dans les lettres d'Auguste Comte au baron
Constant (9 août); au Capitaine Anfrie (17 août); à de
Tholouze (17 août); à Pierre Laffitte (30 août); au
baron Constant (1.er septembre 1857).

Cette lettre au baron Constant est la dernière qu'Auguste Comte ait écrite et voici ce qu'on y lit :

. . . .

" J'accepte, avec une profonde satisfaction, vos
" dignes félicitations sur la manière dont, à mes
" risques, je me suis finalement affranchi, dans
" un cas décisif, de la médecine, notre dernière
" tutelle préparatoire, comme je l'avais successi-
" vement fait de la théologie, de la métaphysique
" et même de la science, en gardant de chacune
" ce qu'elle a de vraiment incorporable au posi-
" tivisme. Outre le développement général que
" cette pleine émancipation procure à ma grande
" mission sociale et religieuse, où j'utilise ainsi
" jusqu'à mes maladies, je suis spécialement
" convaicu que mon volume capital de l'an pro-
" chain (1) en sera beaucoup amélioré pour l'en-
" semble et même les détails. Vos espérances en-
" vers le renouvellement des forces physiques et
" morales qui va bientôt résulter de cette crise,
" coïncident avec les miennes, surtout quant à
" l'active longévité qu'exige l'immense office sa-
" cerdotal propre à la vieillesse, dont cet évène-
" ment marque le préambule, tandis que son dé-
" but arrivera normalement dans quatre ans, a-
" près l'entière publication de ma construction
" finale. Mais cette perspective m'a déjà suggéré
" les précautions de régime les plus convenables à
" ce résultat, réellement social, quoique personnel
" en apparence. Non seulement je ne veux plus
" recevoir, pendant tout le reste de ma vie, que
" des disciples vraiment dévoués ou des étrangers
" spécialement recommandés, mais je n'admet-
" trai personne avant midi, ni passé cinq heures. "

. . . .

-----

(1) **La Morale théorique.** Consulter, sur ce point, la belle
lettre à de Tholouze du 22 août 1857.

" Durant mes visites quotidiennes, dit Longchampt,
il aimait à causer avec moi d'un projet de voyage dans
le Midi. Il se réjouissait de revoir une dernière fois
son vieux père et sa sœur; il désirait pleurer sur la
tombe de cette mère que, depuis plus de dix ans, il
avait ressuscitée dans son cœur. "

Toutefois, alors qu'Auguste Comte nourrissait d'aussi consolantes illusions et que, libéré, en quelque sorte,
des misères organiques, il donnait la mesure suprême
de son indéfectible sentiment social, en ne cessant de
songer à ses dernières grandes œuvres pour l'xécution desquelles il escomptait cinq ans de survie, son
mal empirait chaque jour. Sa gravité croissante, accusée par les progrès continus de l'amaigrissement, de
l'ascite et de l'œdème des membres inférieurs (1),
épouvantait le docteur Robinet qui constatait avec désolation que son maitre s'acheminait aveuglément
vers la mort. Il crut de son devoir de l'en avertir respectueusement, mais sincèrement, et lui écrivit :

" La Ferté-sous-Jouarre, le 31 août 1857

" Cher et vénéré Père,

" N'ayant pas eu le courage de vous dire hier
" tout ce que je pensais, je dois vous l'écrire au-
" jourd-hui.

" Veuillez me pardonner d'abord le profond
" dissentiment qui règne entre nous quant au ju-
" gement de votre état actuel. Comme votre sa-
" lut pourrait quelquefois en dépendre, je ne dois
" pas hésiter plus longtemps à vous l'avouer.

---

(1) V. lettre. d'Auguste Comte à Pierre Laffitte du 30 août
1857 et, **infra,** lettre du docteur Robinet à Auguste Comte.

" Non! cher et bien-aimé Maitre, je ne puis,
" malgré toute l'autorité de votre parole, malgré
" les ardents désirs de mon cœur, me persuader
" que vous touchiez à une convalescence, ni que
" votre situation n'offre plus de gravité. Mon in-
" telligence est bien faible, assurément, pour ju-
" ger de semblables phénomènes, et l'insuffisan-
" ce des théories médicales ne me permet guère
" d'apprecier un organisme aussi élevé que le
" vôtre; mais les connaissances, même empiri-
" ques, que je puis avoir me font craindre tous
" les jours davantage que votre incomparable
" courage ne vous laisse dans une fatale sécurité.
" Hélas! il est des désordres végétatifs que l'â-
" me la plus puissante ne saurait dissiper et je
" tremble que vous ne perdiez un temps précieux
" en remettant votre guérison aux seuls soins
" hygiéniques.
" L'exhalation séreuse (qu'elle soit due à la
" simple faiblesse des solides et à l'appauvrisse-
" ment des liquides ou à quelque engorgement
" viscéral faisant obstacle à la circulation veineu-
" se de l'abdomen) fait chez vous des progrès
" alarmants; l'œdème devient anasarque, le ven-
" tre est distendu au point de refouler le dia-
" phragme et de gêner la respiration; bientôt
" une ponction sera peut-être le seul moyen de
" vous soulager, s'il n'y a nulle évacuation pro-
" voquée ou spontanée...
" Je vous en conjure, ô noble et précieux mor-
" tel, au nom de l'Humanité qui attend de vous
" les plus éminents services, au nom de tous ceux
" qui vous aiment et vous vénèrent comme le
" plus grand et le plus auguste parmi les hom-
" mes, reconnaissez le danger où vous êtes et
" acceptez les mesures de salut que tous vous
" proposent! Il est indispensable, urgent, qu'un
" praticien éminent veille à votre conservation,
" qu'il suive chaque jour l'état du mal et y ap-
" porte le remède en temps opportun. Celui que
" Blainville regardait comme le plus avancé se-

" rait sans doute aussi le plus capable de trancher
" le nœud d'une situation qui nous remplit de dou-
" leur et d'effroi.

" Pardonnez, cher et vénéré Maître, une dé-
" marche aussi hardie ; mais je ne crois pas qu'il
" soit convenable d'abuser un malade tel que
" vous. Ce triste expédient, ressource des âmes
" faibles, est indigne d'un grand cœur ; et si cha-
" que mortel, avant de rendre à la terre ses or-
" ganes corporels, doit se recueillir religieuse-
" ment et résumer dans le chant du cygne une
" existence qui s'achève, combien cette grande
" pensée de la mort ne doit-elle pas être fami-
" lière et présente aux méditations journalières
" du philosophe et du prêtre, pour qui le passage
" à l'immortalité (subjective) doit encore être un
" acte de dévoûment et d'enseignement social.

" Adieu, cher et auguste Père, puisse cette let-
" tre vous paraître ce qu'elle est dans ma plus
" intime pensée : l'accomplissement d'un doulou-
" reux devoir.

" Respect et dévoûment,

Robinet. "

Simultanément, le docteur Robinet fit part de ses an-
goisses à Pierre Laffitte, qui lui répondit aussitôt :

" Cadillac, mercredi 2 septembre 1857

" **Mon cher Ami,**

" J'ai reçu votre douloureuse lettre presque en
" même temps qu'une de M. Comte, qui tendait à
" me rassurer, sans détruire cependant mon in-
" surmontable inquiétude.

" M. Audiffrent a déjà écrit à M. Comte pour
" lui exposer, avec tous les ménagements conve-
" nables, que, d'après lui, il devait exister quel-
" que obstacle interne au cours du sang veineux
" abdominal. D'après cela, M. Audiffrent propo-

" sait á M. Comte d'essayer une médication plus
" active, en tentant une évacuation. J'espère que
" votre manière de voir sur la cause de la mala-
" die, conforme à celle d'Audiffrent, déterminera
" M. Comte à se préoccuper davantage de la gra-
" vité du mal et le fera recourir à des procédés
" plus énergiques qu'une passive hygiène qui
" peut conduire à la redoutable catastrophe que
" tout, hélas! nous fait craindre.
" J'attends donc avec la plus profonde tristes-
" se et la plus vive impatience la lettre où vous
" m'annoncerez la décision de M. Comte, s'il adop-
" te une médication plus active et s'il y a, par
" suite, encore espoir de conserver une existence
" qui nous est si chère et si précieuse.
" Je prendrai, d'après cela, immédiatement ma
" décision.

" Tout á vous,

P. Laffitte. "

Quant au malade lui-même, il persévéra dans son im-
perturbable optimisme, en dépit de la lettre commina-
toire du docteur Robinet, qui revint le voir de 3 septembre.

" Lorsque je l'abordai, dit ce dernier (1).....
" il me reprocha paternellement ma **faiblesse** et
" me rappela que, médicalement, il avait fait tout
" ce qui était raisonnable pour écarter la mort,
" tandis que, par son testament, il avait pourvu
" aux suites d'un tel évènement; qu'alors il fal-
" lait attendre avec calme l'issue naturelle d'une
" lutte très anxieuse, en effet, mais dont il ne dé-
" sesperait pas encore de sortir triomphant.

. . . .

. . . .

---

(1) Notice sur l'œuvre et la vie d'Auguste Comte: 3.ª édition, p. 279.

" Laissant alors les préoccupations du présent,
" son entretien se porta sur les espérances de l'a-
" venir; il me parla du grand travail qu'il ache-
" vait et des projets qu'il avait conçus pour hâ-
" ter l'avènement du positivisme. Puis, s'aban-
" donnant à l'ardeur habituelle de ses épanche-
" ments familiers, il éleva la conversation vers
" les plus hautes régions de l'action religieuse, en
" contemplant, chez nos descendants régénérés,
" tout ce que son génie avait conçu pour la gran-
" deur et l'amélioration de l'homme. Tel je l'a-
" vais vu dans ses plus grands jours, au temps
" des prédications philosophiques du Palais Car-
" dinal, dans le feu de ses aspirations les plus no-
" bles, tel je le revoyais alors. L'ardeur et la ma-
" jesté de son âme enflammaient son regard,
" transformaient ses traits et sa voix! Au lieu
" d'un mourant, j'avais devant moi le fondateur
" du positivisme, aussi plein de grandeur et de
" force que je l'eusse jamais rencontré. Avec un
" sentiment indicible d'enthousiasme et de dou-
" leur, de confiance et de désespoir, j'embrassai
" respectueusement ses mains amaigries: c'était
" la dernière fois que je devais entendre sa pa-
" role. "

Le lendemain de cette scène d'une grandeur tragique
fut, pendant la journée, généralement calme; mais, dans
la soirée et dans la nuit, Auguste Comte déclina visi-
blement. Vers neuf heures du soir, il eut un léger cra-
chement de sang, et le 5 septembre 1857, à cinq heures du matin, une seconde hématémèse, qui l'épuisa.

Le même jour, à quatre heures du soir, il défaillit et,
à six heures et demie, il s'éteignit paisiblement (1). "La
mort fut pour lui un sommeil sans réveil, dit Long-

----

(1) L'émouvante relation des deux derniers jours d'Auguste Comte se trouve dans la notice du docteur Robinet, 3.ᵉ
édition, p. 280 et suivantes.

champt. (**Notice sur la vie et l'œuvre d'Auguste Comte, p. 207**) ; elle vint sans douleur et ne changea pas la calme sérénité de son visage. ''

Après la mort, l'abdomen d'Auguste Comte fut minutueusement exploré par le docteur de Montègre qui constata l'existence d'une tumeur, et par les docteurs Bazalgette et Robinet, qui n'en découvrirent aucune.

'' Nous avons, M. le docteur Bazalgette et moi, dit le docteur Robinet (1), avec tout le soin possible et sans aucune retenue, sans aucun empêchement, pratiqué le même examen, mais sans rencontrer ni engorgement, ni néoplasme, **ni tumeur** au foie, à l'estomac, aux intestins, nulle part, ce qui confirme le résultat des palpations que j'avais déjà pratiquées pendant que le malade vivait. ''

En l'absence d'autopsie, interdite par Auguste Comte, la cause essentielle de sa mort fut donc controversée par les deux praticiens qui l'ont le plus observé pendant sa maladie.

Le docteur de Montégre a diagnostiqué un cancer, le docteur Robinet un ulcère rond de l'estomac ; mais, en raison de l'inflexible volonté du malade, aucun d'eux n'eut de responsabilité dans le traitement, d'ailleurs purement diététique, auquel il ne cessa de recourir, en conformité de ses propres théories pathologiques et thérapeutiques.

Emile **CORRA.**

---

(1) V. Notice du docteur Robinet, 3.ᵉ édition, p. 548.

APPENDICE

DISCOURS DE M. EMILE CORRA

sur la tombe de la Famille ROBINET,

LORS DU 50.ᵉ ANNIVERSAIRE DE LA MORT D' A. COMTE

Mesdames, Messieurs,

Mes chers Coreligionnaires,

La tombe, autour de laquelle nous sommes maintenant réunis, renferme les restes de trois personnes, dont le souvenir est particulièrement cher aux positivistes: les restes du Dr. Robinet, médecin, ami et exécuteur testamentaire d'Auguste Comte; ceux de M.ᵐᵉ Robinet, sa femme; ceux de Gabriel Robinet, leur fils.

Je rendrai, d'abord, hommage à la mémoire de notre regretté confrère et maître, le Dr. Robinet, qui fut, parmi les positivistes de la première génération, l'un des plus parfaits modèles que nous puissions contempler, et pour qui, personnellement, j'ai toujours éprouvé la plus vive et la plus respectueuse affection.

Le Dr. Robinet fut initié au Positivisme par son fondateur lui-même; il suivit l'eclosion de cette doctrine à mesure qu'elle sortait de la plume ou des lèvres d'Auguste Comte; il connut et adopta ses principes, pendant sa vie d'étudiant, et elle ne cessa d'être le flambeau de son esprit et l'inspiratrice de son cœur.

Pendant plus de cinquante ans, en effet, le Dr. Robinet a servi le Positivisme et pratiqué sa morale, en vivant, consciemment et systématiquement, pour autrui, pour la Famille, pour la Patrie, pour l'Humanité.

L'existence du Dr. Robinet, soumise à cette règle directrice qu'il s'était spontanément imposée, s'est développée avec une admirable harmonie; elle fut comme une sorte de Positivisme en action et, pour lui rendre hommage, il suffit de faire connaître ou de rappeler les services sociaux, aussi éminents que multiples, qu'il a rendus pendant tout le cours de sa carrière.

Dans le cercle de la famille, le Dr. Robinet ne s'est pas borné à conquérir et conserver l'affection des siens, par son exquise délicatesse et son inépuisable bonté; il les a, d'autre part, par la seule autorité de son exemple et de ses conseils bienveillants, converti tous, femme et enfants, à la foi scientifique à laquelle il s'était rallié.

Au point de vue civique, le Dr. Robinet a rempli sa fonction médicale avec un dévouement et, à vrai dire, avec une abnégation sacerdotale, que l'âge seul a pu lasser; de plus, il a exercé la fonction de maire du VI.ᵉ arrondissement, pendant les heures tragiques du siège de Paris, et, sans souci du danger, au lendemain de cette lugubre semaine de Mai 1871, qu'il a lui-même baptisée du nom, désormais historique, de Semaine Sanglante, il éleva, le premier, la voix, au nom de l'Humanité, dans l'intérêt des proscrits et favorisa, discrètement, la fuite de ceux qu'il connaissait, après leur avoir donné asile.

D'ailleurs, depuis 1848, jusqu'à sa mort, le Dr. Robinet ne laissa échapper aucune occasion de participer, avec énergie, à toutes les manifestations importantes de l'activité républicaine.

Homme d'action, autant que penseur, il avait puisé, dans l'étude familière des grandes scènes de [la Révolution française, une véritable passion civique, et les efforts de sa raison ne parvenaient par toujours à subjuguer l'ardeur instinctive qui le poussait à faire intervenir directement la philosophie dans les phénomènes politiques, avec une chaleur juvénile que les ans n'ont jamais refroidie.

C'est à cet état d'âme que sont dues les innombrables circulaires, affiches, brochures, articles de revues ou de journaux, que notre vénéré confrère écrivit et publia, sous l'inspiration des évènements.

Enfin, la mort est venue, en 1899, surprendree le Dr. Robinet dans les fonctions de conservateur de la Bibliothèque et des Collections historiques de la Ville de Paris qu'il remplissait, depuis 1890, avec un zèle et une conscience d'historien, qu'on rencontre rarement, même chez les jeunes hommes.

Mais les services civiques les plus éminents que le Dr. Robinet ait rendus sont, sans contredit, ceux qui ont eu pour but de purifier la mâle figure de notre grand Danton de toutes les souillures que la calomnie avait accumulées sur elle, ce qui lui valut le titre bien mérité "d'historien de Danton"; d'imposer, à l'attention du public moderne, l'œuvre et la vie sublime de Condorcet; d'obtenir l'institution d'une fête civique, en l'honneur de Jeanne d'Arc, son intrépide compatriote.

Son amour de la justice ne fut même pas satisfait par l'achèvement des livres impérissables qu'il a consacrés au grand homme d'Etat et au grand philosophe de la Révolution française. Partisan convaincu d'une éducation populaire, philosophique, et de la moralisation des masses par le culte des grands hommes, il voulut que Danton et Condorcet fussent honorés jusque sur la place publique.

C'est sous la conduite de ce vaillant capitaine que les positivistes ont combattu pour la glorification de ces grandes mémoires; c'est grâce à lui que nous avons eu la joie indicible de remporter nos plus belles victoires civiques, puisque c'est à son initiative persévérante que sont dus les monuments érigès, à Paris, en l'honneur de Danton et de Condorcet, et la laïcisation de la maison natale de Jeanne d'Arc, à Domrémy.

Le monument élevé à la mémoire de Danton, en 1891, quoique surabondamment justifié, était sans doute une opération politique trop audacieuse encore pour le temps; car le gouvernement de la Republique, bien qu'il eût alors Floquet pour chef, ne se fit pas représenter à la cérémonie organisée, par le Conseil municipal, en l'honneur de cet homme d'Etat incomparable auquel la France et la Révolution ont cependant dû leur salut, en 1792 et 1793.

Enfin, le Dr. Robinet ne s'est pas borné à vivre pour la Famille et pour la Patrie, il a vécu aussi pour l'Humanité.

Durant toute la vie de sa digne compagne, son salon, semblable à l'un des mémorables salons philosophiques du XVIII.ᵉ siècle, fut, à la fois, le rendez-vous de la plupart des penseurs émancipés de son temps, préoccupés de réorganiser, sans Dieu ni roi, la société moderne, et un centre de ralliement mental, une source commune de chaleur confraternelle, pour les positivistes de toutes les parties du monde.

De plus, le Dr. Robinet a servi l'Humanité en publiant son livre sur Auguste Comte, l'un des plus émouvants qui soient sortis de sa plume, et ses opuscules divers sur la Philosophie positive et la Politique internationale, dernier genre d'ouvrage tout imprégné de fraternité humaine, dont chaque page porte l'empreinte d'une rare générosité de cœur et de pensées.

En effet, la foi du Dr. Robinet dans le positivisme n'a jamais défailli. En dépit de l'indifférence du milieu et du retard subi par l'avènement de l'idéal dont sa confiance absolue dans les enseignements d'Auguste Comte lui avait d'abord fait envisager la réalisation comme plus prochaine, il ne s'est jamais détourné de cet idéal; il n'a cessé de parler, d'écrire et de combattre, pour l'institution du nouveau régime prédit, par notre commum Maître, comme une déduction logique de l'évolution passée de notre espèce et qui sera caractérisé — nous en avons la certitude, puisée dans l'observation de la réalité — par une philosophie positive, une activité pacifique et une morale universelle.

Telle fut la vie du Dr. Robinet, Mesdames et Messieurs. Il en est peu d'aussi noblement remplies et qui soient plus dignes d'être proposées comme exemple de moralité positive, d'altruisme effectif et de vertu civique; elle fut constamment inspirée par l'amour de la Famille, de la Patrie, de l'Humanité; elle eut sans cesse, pour objectif, la destination sociale la plus élevée.

Aussi, tant de services, tant de résultats utiles n'ont pas été détruits par la mort.

En dépit de l'incinération que le Dr. Robinet avait réclamée et qui a fait évanouir pour jamais ses restes mortels, son image ne s'est pas effacée dans notre sanctuaire cérébral; son œuvre domestique, civique et humanitaire, est demeurée inaltérable et féconde; nous admirons toujours son auteur et la postérité positiviste, tout au moins, lui donnera pour récompense de toutes ses vertus une part d'immortalité sociale, la seule à laquelle il ait cru, la seule qu'il ait jamais ambitionnée de conquérir.

Son nom est, en effet, désormais inséparable de celui d'Auguste Comte, dont la nature intime ne peut être bien appréciée que par la lecture de la biographie qu'il lui a consacrée; il sera précieusement et éternellement cher aux disciples de cette Religion de l'Humanité, à laquelle il avait voué toutes ses forces intellectuelles et sociales, et dont il fut l'un des premiers et plus enthousiastes apôtres.

Mais nous serions bien ingrats, Mesdames et Messieurs, et nous offenserions la mémoire du Dr. Robinet lui-même, si nous ne lui associons pas, dans les hommages que nous lui rendons, celle de la compagne éminente qu'il a prématurément perdue, après trente ans de vie commune, et qu'il a maintenant rejointe dans le sein de la terre.

Car Mme Robinet fut le bon génie de ce salon philosophique, dont je signalais le rôle important, il n'y a qu'un instant; à ce titre, elle a sa place marquée dans l'histoire du Positivisme naissant; mais, de plus, Mme Robinet réalisait le type accompli de l'épouse complètement identifiée avec son mari, sous le rapport des sentiments, des pensées et de l'idéal civique, que la matrone romaine, la châtelaine féodale et les femmes des philosophes du XVIIIe siècle, ont déjà présenté, dans l'histoire et que le Positivisme est appelé à rendre définitivement familier.

Ceux qui n'ont point eu la bonne fortune de connaître cette femme supérieure peuvent, d'ailleurs, encore apprécier ses mérites; car elle revit, sous nos yeux, dans ses deux nobles filles, fidèles héritières de l'exemple et des conseils qu'elle leur a donnés, dont elle a personnellement fait l'éducation, et qui continuent, parmi nous, son oeuvre exemplaire de morale pratique et de dévouement social.

Enfin, nous devons encore commémorer ici, en même temps que le Dr. Robinet et Mme Robinet, Gabriel Robinet, leur fils, qui périt, si tristement, à l'âge de trente-huit ans, victime de son zèle pour les affaires publiques et des perturbations que provoqua, dans sa santé, le surmenage résultant de la combinaison de ses fonctions de vice-président du Conseil général du département de la Seine, avec l'exercice de sa profession pharmaceutique.

Sa mort fut un coup de foudre et un grand deuil pour le Positivisme qui se vit, de la sorte, arracher un de ses plus brillants défenseurs, dans toute la vigueur de sa maturité.

Cette tombe renferme donc les représentants de deux générations positivistes et les morts qu'elle recouvre lèguent, aux vivants, un enseignement capital que nous devons emporter profondément gravé dans nos mémoires, en nous éloignant d'elle, à savoir: que le Positivisme n'est pas une de ces doctrines originales qui peuvent seulement donner des satisfactions individuelles; il est, au contraire, — le cas de la famille Robinet le démontre péremptoirement — doué d'une éminente aptitude à réunir, dans une même croyance, les enfants et les pères, aussi bien que les époux. (1)

Par conséquent, le Positivisme peut relier les générations qui se succèdent, aussi bien que les individus vivant à une même époque; il peut établir, entre l'avenir et le présent, une solidarité semblable à celle qui rattache le présent au passé; bref, il peut réaliser, d'une manière irréfragable, dans la suite infinie des âges, l'unité et la continuité, mentales, morales et sociales, de l'espèce humaine.

---

(1) Pour l'appréciation des deux autres enfants du docteur Robinet consulter: Emile Corra - Portraits positivistes, 1921.

TABLE DES MATIÈRES

www.ingramcontent.com/pod-product-compliance
Ingram Content Group UK Ltd.
Pitfield, Milton Keynes, MK11 3LW, UK
UKHW022108070726
13613UKWH00002B/980